LOW CARB

Plano Completo Da Dieta Low Carb Para 2 Semanas

(Dieta Low Carb Simples Para Iniciantes)

Rick Pahl

Traduzido por Daniel Heath

Rick Pahl

Low Carb: Plano Completo Da Dieta Low Carb Para 2 Semanas (Dieta Low Carb Simples Para Iniciantes)

ISBN 978-1-989837-66-5

Termos e Condições

De modo nenhum é permitido reproduzir, duplicar ou até mesmo transmitir qualquer parte deste documento em meios eletrônicos ou impressos. A gravação desta publicação é estritamente proibida e qualquer armazenamento deste documento não é permitido, a menos que haja permissão por escrito do editor. Todos os direitos são reservados.

As informações fornecidas neste documento são declaradas verdadeiras e consistentes, na medida em que qualquer responsabilidade, em termos de desatenção ou de outra forma, por qualquer uso ou abuso de quaisquer políticas, processos ou instruções contidas, é de responsabilidade exclusiva e pessoal do leitor destinatário. Sob nenhuma circunstância qualquer, responsabilidade legal ou culpa será imposta ao editor por qualquer reparação, dano ou perda monetária devida às informações aqui contidas, direta ou indiretamente. Os respectivos autores são proprietários de todos os direitos autorais não detidos pelo editor.

Aviso Legal:

Este livro é protegido por direitos autorais. Ele é designado exclusivamente para uso pessoal. Você não pode alterar, distribuir, vender, usar, citar ou parafrasear qualquer parte ou o conteúdo deste ebook sem o consentimento do autor ou proprietário dos direitos autorais. Ações legais poderão ser tomadas caso isso seja violado.

Termos de Responsabilidade:

Observe também que as informações contidas neste documento são apenas para fins educacionais e de entretenimento. Todo esforço foi feito para fornecer informações completas precisas, atualizadas e confiáveis. Nenhuma garantia de qualquer tipo é expressa ou mesmo implícita. Os leitores reconhecem que o autor não está envolvido na prestação de aconselhamento jurídico, financeiro, médico ou profissional.

Ao ler este documento, o leitor concorda que sob nenhuma circunstância somos responsáveis por quaisquer perdas, diretas ou indiretas, que venham a ocorrer como resultado do uso de informações contidas neste documento, incluindo, mas não limitado a, erros, omissões, ou imprecisões.

Índice

Parte 1 1

Introdução 2

Capítulo 1 – A Dieta Lowcarb 4

Capítulo 2 – Comer Ou Não Comer? 11

Capítulo 3 – Receitas Lowcarbque Você Deveria Provar.... 16

Café Da Manhã: Muffins De Salsicha E Ovos 16

Pratos Principais: Canelone De Carne 18

Ancho Macho Chili (Sem Glúten) 22

Acompanhamento: Abóbora Bronzeada Com Sálvia E Bordo 24

Sobremesas: Decadente Bolo De Chocolate 26

Bebidas: Avocado Gazpachosmoothie 29

Lanches: Black Velvetcupcake 31

Capítulo 4 – Bônus: Condimentos, Molhosanddips 34

Molho Bechamel 35

Molho Bearnaise 37

Maionese 39

Molho De Aneto 41

Molho De Erva Cremosa 43

Molho Brown Butter 45

Molho Carbonara 47

Molho De Queijo 49

Molho Chimichurri 51

Molho De Tomate 53

Molho Barbecue... 55

Molho De Soja, Gengibre E Gergelim 57

Molho Alfredo 58

Molho De Creme De Mostarda 60

Conclusão 62

Parte 2 64

Introdução 65

Sopas Simples E Caldos 71

Sopa De Galinha Picante Com Abóbora 72

Ensopado De Milho Monterey 75

Molho Bisque De Caranguejo Mexicano 78

Sopa Gumbo Fácil.. 81

Caldo De Frangoao Alho 84

Sopa De Chili Releno.. 87

Sopa Francesa De Cebola Três Queijos 90

Novas Receitas Favoritas De Galinha 93

Frango Recheado Com Parmesão E Caranguejo 94

Frango Tailandês Marinado..................................... 97

Frango Cranberry 100

Frangocom Cogumelos Elegantes 103

Frango Balsâmicocom Bordo................................... 106

Galinha Cidreira Com Macarrão De Abobrinha........... 109

Frango Sufocado... 112

Frango Caipira Com Salada... 115

Caçarola De Tiras De Frango... 118

Frango Com Azeitona 121

Frango Com Anis Estrelados.. 124

Os Melhores Pratos De Bife.. 127

Assado Apimentadocom Beterraba E Couve................... 128

Prato Irlandês De Carne Curada 131

Iscas De Bife Ao Tempero Cajun Louisiana....................... 134

Rocambole De Fraldinha (Flanco) E Abóbora.................. 137

Carne Com Molho De Coco Apimentado 140

Enroladinhos De Repolho (Charutos)............................... 143

Filé Mignon Escalfado (Escaldado) Com Vegetais De Inverno
.... 145

Taco De Picadinho Na Pressão 147

Carne Suíça Simples... 149

Linguiça De Carne Com Pimentas.................................... 151

Pratos Perfeitos De Porco, Vitela E Carneiro................... 153

Lombo De Porco Recheado De Verduras 154

Pernil De Carneiro Na Alho... 157

Rodelas De Porco Com Funcho E Alho Poro 159

Pernil De Vitelo Com Molho De Anchova........................ 161

Costelas De Porco Apimentadas....................................... 163

Costela De Porco Chinesa.. 165

Costeletas De Porco Recheadas Com Vegetais 167

Porco Com Cerejas Doces E Apimentadas....................... 169

Porco Com Amendoim 171

Linguiça De Porco Na Pressão 173

Carneiro Ao Curry 175

Variedade De Vegetais 177

Macarrão E Queijo Mexicano Alternativo 178

Alface Cremoso Ao Modo Gratinado 180

Abóbora Assada Rústica 182

Abóbora Espaguete Com Cogumelos E Pimentas 184

Caçarola Cremosa De Espinafre E Alcachofra 186

Ratatouillecozinhado Lentamente 188

Caçarola De Feijões Verdes E Cogumelos 190

Conclusão 193

Parte 1

Introdução

Quero agradecer e parabenizá-lo por baixar este livro.

Este livro contém etapas e estratégias comprovadas sobre como criar deliciosos pratos de baixo carboidrato (lowcarb) que ajudarão você a perder peso e desenvolver hábitos alimentares saudáveis.

Em vez de contar calorias e porções de comida, uma dieta baixa em carboidratos requer que você regule a quantidade e o tipo de carboidratos que você ingere. É muito mais fácil aderir a uma dieta baixa em carboidratos, em comparação com outros regimes alimentares, pois você não será obrigado a pular refeições ou passar fome. Isso garante que os requisitos nutricionais de seu corpo não sejam sacrificados em sua busca para manter uma boa figura.

Você precisa ter em mente que perder peso é 80% de nutrição e 20% de exercício. Assim, você também teria que ser fisicamente ativo para atingir seus objetivos de peso. Tenha cuidado, para não exagerar no exercício, pois isso também pode ter efeitos negativos na sua saúde.

Obrigado novamente por baixar este livro, espero que goste!

Capítulo 1 – A Dieta LowCarb

A Dieta Low-Carb

Uma dieta baixa em carboidratos (lowcarb) tem como objetivo ajudá-lo a perder peso, restringindo a quantidade e o tipo de carboidratos que você come, dando ênfase à gordura e às proteínas. Estimula o corpo a usar gordura como fonte de combustível em vez de queimar carboidratos.

Você também pode querer adotar este regime alimentar se você quiser melhorar seus hábitos alimentares ou apreciar a quantidade e os tipos de alimentos que estão incluídos nesta dieta.

Além da perda de peso, uma dieta baixa em carboidratos também pode ajudar a melhorar ou prevenir condições médicas graves, como síndrome metabólica, pressão alta, diabetes e doenças cardiovasculares. Pode também ter um efeito positivo no seu nível de colesterol e açúcar no sangue.

Como isso funciona?

Dietas lowcarbdiminuem os níveis de insulina no sangue. A insulina é um hormônio que regula o armazenamento de gordura e produção, bem como os níveis de açúcar no sangue. Ele estimula o corpo a usar glicose como fonte de energia, em vez de gordura armazenada. Níveis diminuídos de insulina permitem que mais gordura seja queimada e usada como fonte de combustível, reduzindo assim a necessidade de comer.

Além disso, a maioria dos produtos alimentares que são pobres em carboidratos contém quantidades elevadas de proteína. Demonstrou-se que a proteína reduz o apetite e aumenta a massa muscular, o que estimula o metabolismo.

Existem também alguns produtos alimentares altamente recompensadores, mas que não contêm muita nutrição. Normalmente, o corpo anseia por isso, mas à medida que você as come, você só ganha peso, mas não tem nenhuma nutrição. Uma dieta baixa em carboidratos exclui esses tipos de alimentos e inclui apenas aqueles que são carregados com os nutrientes que são necessários ao organismo para se manter saudável.

Pontos para lembrar

Coma três refeições principais e dois lanches por dia.

É muito difícil manter a sua dieta, especialmente se você está com vontade de comer. Negar-se de comida só vai deixá-lo com fome e fazer com que você coma o que estiver à mão.

No entanto, isso não deve ser um problema de você está seguindo uma dieta baixa em carboidratos. Neste regime alimentar, você não é obrigado a passar fome ou pular uma refeição. De fato, recomenda-se ter uma refeição dentro de 3 ou 4 horas de vigília ou ter 5 a 6 pequenas refeições por dia.

Crie o hábito de consumir 20 gramas de carboidratos (líquidos) diariamente.

Consumir 20 gramas de carboidratos líquidos por dia é recomendado para desencadear a perda de peso. Comendo menos do que esse valor, você não perderá peso mais rapidamente e poderá impedir que você atenda às suas outras necessidades nutricionais. Por outro lado, ultrapassar essa quantia pode impedi-lo de atingir suas metas de perda de peso.

Recomenda-se também que, dessa quantia, 12 a 15 gramas sejam provenientes da ingestão de vegetais. Isso garantiria que você obterá os nutrientes de que seu corpo precisa para se manter saudável enquanto estiver tentando perder peso.

Suas refeições devem conter quantidade suficiente de proteína.
A proteína ajuda a reduzir o apetite, evitando que você coma mais do que o necessário. Além disso, estimula o desenvolvimento muscular, que estimula o metabolismo, já que o corpo precisaria de energia para atingir esse processo. Recomenda-se consumir 115 a 170g de proteínas três vezes por dia.

Não tenha medo de gorduras.
Nem todas as gorduras são ruins e insalubres. Gorduras saudáveis podem realmente ajudar a melhorar a capacidade do corpo de absorver nutrientes e melhorar o sabor dos alimentos que você come. Além disso, também mantém você cheio, o que pode ajudar a reduzir seus desejos de comida. Você deve substituir os carboidratos por gorduras saudáveis para garantir que você tenha energia suficiente para sobreviver ao longo do dia.

Beba ao menos 8 copos de água durante o dia.
Especialmente se você está apenas começando, pode levar algum tempo antes de se acostumar com a perda de água que acompanha uma dieta baixa em carboidratos. Você pode até sentir tontura e outros sintomas que podem esgotar sua energia. Para combater esses efeitos colaterais e evitar o desequilíbrio eletrolítico e a desidratação, você deve ingerir uma quantidade suficiente de água diariamente.

Duas xícaras de sua ingestão de líquidos podem ser na forma de chá ou café. Você também pode substituir duas xícaras por caldo de frango, carne ou vegetais, desde que contenham quantidade suficiente de sal.

Fique de olho em carboidratos escondidos. Certifique-se de ler cuidadosamente os rótulos dos alimentos, especialmente quando for comprar condimentos. Você também deve ser cauteloso sobre a comida que você come fora e, tanto quanto possível, pergunte o que está no seu prato. Você também pode pedir vinagre ou óleo para saladas e pedir molhos ao lado quando estiver comendo em um restaurante.

Use substitutos de açúcar moderadamente.

Os substitutos do açúcar são perfeitamente aceitáveis em dietas lowcarb, mas não exagere. Use-os com moderação e limite-se a não mais do que três pacotes por dia.

Familiarize-se com o que é aceitável e o que não está na sua dieta.

Para maximizar os efeitos de perda de peso de uma dieta baixa em carboidratos, certifique-se de consumir produtos alimentares aceitáveis. Você sempre pode encontrar substitutos aceitáveis para produtos alimentícios proibidos e refazer suas receitas favoritas para conter apenas itens alimentares aceitáveis.

Crie suas próprias refeições.

É quase difícil controlar a quantidade de carboidratos nos alimentos que você come fora de sua casa. Seria melhor criar e levar refeições prontas para ir ao trabalho ou à escola. Dessa forma, você pode ter certeza de que a comida que você come é saudável e contém baixa quantidade de carboidratos. Esta prática também pode ajudá-lo a reduzir suas despesas com refeições e economizar dinheiro também!

Capítulo 2 – Comer ou não comer?

Comidas aceitáveis
Produtos alimentares que são aceitos em uma dieta baixa em carboidratos incluem todos os tipos de peixes, incluindo linguado, linguado, arenque, bacalhau, salmão, truta, sardinha, atum e linguado.

Produtos avícolas como galinha da Cornualha, avestruz, galinha, peru, pato, codorna, ganso e faisão também são produtos alimentícios aceitáveis.

Você também pode desfrutar de marisco, como amêijoas, lagosta, caranguejo, lula e camarão, sem quaisquer preocupações. Ostras e mexilhões também são aceitáveis, mas eles contêm maior quantidade de carboidratos, portanto, você só deve limitar sua ingestão destes para cerca de 115g por dia.

Produtos de carne, como carne bovina, carne de veado, cordeiro, vitela e carne de porco também estão incluídos nesta dieta. Basta ter cuidado com carnes processadas, como presunto e bacon, pois elas podem ser curadas com açúcar e conter maiores quantidades de carboidratos. Tanto quanto possível, evite usar produtos cárneos com outros nitratos, bem como frios.

Os ovos são perfeitamente aceitáveis em uma dieta baixa em carboidratos. Você pode comer preparar e apreciá-los de qualquer maneira que você quiser, como deviled, soft-cozidos, fritos, mexidos, cozidos, escalfados e omelete.

Você também não deve ter nenhum problema com óleos e gorduras, como manteiga. No entanto, tenha em mente que o azeite deve ser usado apenas para refogar, enquanto o óleo de gergelim e o óleo de noz devem ser usados apenas como molho e não para cozinhar.

Óleo de canola, óleo de cártamo, óleo de soja, óleo de girassol e óleo de semente de uva podem ser usados para cozinhar, mas não permitem que atinjam temperaturas excessivamente altas. Ao usar maionese, certifique-se de que não há adição de açúcar.

Queijo contém carboidratos, então você pode querer limitar seu consumo a cerca de 3 a 4 onças por dia. Isso inclui queijo parmesão, queijo feta, queijo de cabra, queijo suíço, queijo azul, queijo creme, queijo cheddar, queijo mussarela e queijoGouda.

O consumo de vegetais, independentemente de estar cozido ou cru, é recomendado na dieta com baixo teor de carboidratos. Isto também é verdade para ervas e especiarias, desde que não haja adição de açúcar.

Os adoçantes artificiais são aceitos como substitutos do açúcar. Isso inclui sucralose, stevia e sacarina, para citar alguns.

Água, club soda, amêndoa sem sabor ou leite de soja, café e chá regular ou descafeinado também são itens alimentares aceitáveis em uma dieta baixa em carboidratos. Você também pode usar caldo de carne ou caldo de ervas, desde que não haja adição de açúcar. Seltzer com sabor e refrigerante dietético também são aceitáveis, mas você deve ser cauteloso quanto ao conteúdo de calorias e carboidratos. Você também deve limitar o consumo de creme leve ou pesado a três colheres de sopa por dia.

Molhos de salada, como vinagre de vinho tinto, molho italiano, molho Caesar, vinagre balsâmico, molho de rancho, suco de limão e suco de limão são perfeitamente aceitáveis, desde que não haja adição de açúcar. Você também pode optar por criar sua própria receita para seus curativos.

Frutas podem ser usadas como um substituto para doces. No entanto, também contém açúcar, portanto, só deve ser consumido com moderação.

Comidas para evitar

Produtos alimentícios contendo alta quantidade de açúcar, como refrigerantes, cereais matinais, bolos, doces, sorvetes, sucos, salgados, bebidas esportivas, pãezinhos e chocolates são excluídos desta dieta. Se você é guloso, não se desespere! Receitas para bolos e outros produtos doces contendo pequenas quantidades de carboidratos estão disponíveis para que você ainda possa apreciá-los de tempos em tempos.

Pães, muesli, macarrão, mingau, batatas fritas, arroz, batatas fritas, batatas e outros alimentos ricos em amido também são excluídos deste regime alimentar. Produtos integrais e leguminosas, como lentilhas e feijões, também contêm grandes quantidades de carboidratos. Você também deve ser cauteloso ao comer verduras e consumi-las apenas em quantidades moderadas.

Você também deve evitar o uso de margarina. Ele não tem nenhum benefício para a saúde e contém uma quantidade anormalmente alta de gordura ômega-6.

Você também deve dizer adeus à cerveja, pois ela pode ser considerada uma versão líquida do pão. Contém grandes quantidades de carboidratos.

Você também deve ter cuidado com os produtos que são comercializados como itens especiais de lowcarb. Tanto quanto possível, abster-se de consumir esses produtos, a menos que você tenha certeza dos ingredientes nele contidos.

Capítulo 3 – Receitas LowCarbque você deveria provar

Café da manhã: Muffins de Salsicha e Ovos

Tempo de preparação: 10 minutos
Tempo de cozimento: 30 minutos
Serve: 6 pessoas

Ingredientes:
340g desalsicha italiana de porco
13 ovos
300g deperu
2/3 de xícara depimentão vermelho picado
¼ de colher de chá detomilho seco
¼ de colher de chá depimenta preta
1 colher de sopa desalsa seca
½ colher de chá desal
1/8 de colher de chá de pimentacaiena
1/8 de colher de chá denoz-moscada
¼ de colher de chá de páprica
Queijo
Molho picante

Como fazer:
1. Coloque o forno a 350 graus. Aplique spray de cozinha antiaderente para as latas de muffins.
2. Coloque o peru e a salsicha em uma tigela e misture bem.
3. Adicione o tomilho, 1 ovo, salsa, pimentão, pimenta de caiena, noz-moscada e páprica. Tempere com sal e pimenta preta. Combine os ingredientes cuidadosamente à mão.
4. Despeje a mistura em forminhas de muffins e quebre um ovo em cima de cada um.
5. Cozinhe no forno por cerca de meia hora.
6. Uma vez feito, coloque o molho picante e o queijo por cima

Informação nutricional:
Cada porção contém 31,3 gramas de proteína, 23,6 gramas de gordura, 0,5 gramas de fibra, 353 calorias e 1,6 gramas de carboidratos líquidos.

Pratos principais: Canelone de Carne

Tempo de preparação: 40 minutos
Tempo de cozimento: 40 minutos
Serve: 6 pessoas

Ingredientes:
255g decreme de leite
1 ½ xícaras demolho de tomate
1/3 de xícara de água
¼ de xícara de salsa
2 ovos
1/3 de xícara dequeijo parmesão ralado
¼ de colher de chá de sal
30g de 80% de carne magra moída
1 cebola fatiada
6 cogumelos
½ colher de sopa de azeiteextra-virgem
½ xícara defarinha de soja de grãos integrais
285g depeito de frango desossado

Como fazer:
1. (para crepe) Coloque a farinha de soja, sal, o creme de leite, ovos e água no liquidificador. Defina em alta

velocidade e misture até ficar homogêneo. Reserve por 15 minutos.

2. Aplique o spray de óleo vegetal em uma panela e coloque em fogo médio-alto. Espalhe cerca de 2 colheres de sopa de massa na panela uniformemente.

3. Cozinhe por um minuto o flip para o outro lado usando uma espátula. Cozinhe por mais 30 segundos. Transfira para uma toalha de cozinha para esfriar.

4. Repita o procedimento para a massa restante.

5. (para recheio) Usando uma frigideira grande, cozinhe o frango em azeite em fogo médio até ficar cozido. Tempere com pimentapreta e sal.

6. Depois de um pouco esfriado, pique o frango e coloque em uma tigela.

7. Coloque a cebola na frigideira e refogue em fogo médio por cerca de 5 minutos. Adicione os cogumelos e cozinhe por mais 5 minutos. Mexa com freqüência.

8. Adicione a carne na frigideira e divida-a usando uma espátula. Cozinhe até dourar.

9. Misture a mistura de carne e frango cozido em uma tigela. Adicione restante creme, salsa e parmesão. Tempere a gosto e reserve para esfriar.

10. Unte uma assadeira e espalhe ½ xícara de molho de tomate por baixo.

11. Preaqueça o forno a 400 graus.

12. Coloque ¼ de xícara de mistura de carne no centro de cada crespelle. Cubra o recheio dobrando uma borda da crespelle e alise-a levemente. Role o crepe novamente e coloque-a com a parte de baixo na assadeira.

13. Repetir o procedimento até que todos os ingredientes preparados sejam usados.

14. Deite o restante do molho de tomate sobre o canelone e cubra bem o prato com papel alumínio.

15. Cozinhe no forno por cerca de meia hora. Coloque mais queijo por cima antes de servir.

InformaçãoNutricional:
Cada porção contém 25,9 gramas de proteína, 27,2 gramas de gordura, 2 gramas de fibra, 384 calorias e 7,5 gramas de carboidratos líquidos.

Ancho Macho Chili (sem glúten)

Tempo de preparação: 10 minutos
Tempo de cozimento: 165 minutos
Serve: 10pessoas

Ingredientes:
1 cebola fatiada
3 colheres de sopa de azeite de oliva extra-virgem
2,25 kg debife desossado
180ml devinho de mesa tinto
3 colheres de sopade pimenta em pó
2 colheres de chá de dentes de alho picados
½ colher de chá de pimenta preta
400g detomates com pimentões verdes
2 colheres de chá de sal

Como fazer:
1. Coloque o forno a 325 graus.
2. Tempere a carne com pimenta preta e sal. Unte um forno holandês usando metade do azeite. Cozinhe 1/3 da carne em fogo alto por cerca de 5 minutos.

3. Repita o procedimento com a carne restante.
4. Coloque o óleo restante no forno holandês. Refogue as cebolas até que levemente caramelizadas e adicione pimenta em pó, vinho, tomate e alho.
5. Leve a mistura líquida para ferver e junte a carne cozida juntamente com os sucos de cozimento acumulados.
6. Cubra e cozinhe no forno por cerca de duas horas e meia. Lembre-se de mexê-lo pelo menos uma vez na cozinha.

Dicas adicionais:
Você pode usar caldo de galinha como substituto do vinho tinto. Além disso, alho assado funciona melhor para esta receita.
Informação Nutricional:
Cada porção contém 43,9 gramas de proteína, 12,4 gramas de gordura, 1,4 gramas de fibra, 325 calorias e 3,3 gramas de carboidratos líquidos.

Acompanhamento: Abóbora bronzeada com sálvia e bordo

Tempo de preparação: 10 minutos
Tempo de cozimento: 15 minutos
Serve: 10 pessoas

Ingredientes:
450g de abóbora em cubos
¼ de xícara decaldo de legumes
¼ de colher de chá desálvia moída
¼ de xícara de cebolinha picada
1/16 de xícara dexarope de bordo sem açúcar
1 colher de sopa demanteiga sem sal
Sal
Pimenta preta moída

Como fazer:
1. Usando uma frigideira, refogue a cebolinha, cebola e abóbora na manteiga em fogo médio-alto por cerca de 6 minutos. Tempere com pimentapreta e sal.
2. Reduza o fogo para baixo, em seguida, despeje o caldo de legumes na panela.

Cozinhe delicadamente por cerca de 10 minutos.

3. Uma vez que a abóbora esteja macia, adicione sálvia e xarope. Misturebem.

Dica adicional:
Seria melhor usar sálvia fresca para esta receita. Basta cortar 7-8 folhas de sálvia finamente e adicioná-lo até o final do cozinheiro com xarope de bordo.

Informação Nutricional:
Cada porção contém 0,6 gramas de proteína, 0,4 gramas de fibras, 26 calorias e 3,5 gramas de carboidratos líquidos.

Sobremesas: Decadente Bolo de Chocolate

Tempo de preparação: 15 minutos
Tempo de cozimento: 45 minutos
Serve: 12 pessoas

Ingredientes:
115g dequadrados de chocolate amargo
6 ovos
½ xícara de manteiga sem sal
1 colher de chá de essência de baunilha
1 colher de sopade água
2 colheres de sopa decacau em pó sem açúcar
¾ de xícara de adoçante com sucralose
Chantilly

Como fazer:
1. Preaqueça o forno a 150ºC. Coloque um papel vegetal no fundo de uma forma de mola. Unte a frigideira e o papel e reserve.
2. Coloque um grelhador sobre a água a ferver e coloque manteiga, chocolate e água por cima. Mexa a mistura até que o

chocolate e a manteiga estejam completamente derretidos.

3. Depois de combinado, retire a mistura do fogo e despeje em uma tigela grande. Separe para esfriar.

4. Adicione o cacau em pó, ¼ de xícara de adoçante e extrato de baunilha na mistura e mexa bem para combinar.

5. Usando uma batedeira, bata os ovos em média-altavelocidade por cerca de 6 minutos.

6. Diminua a velocidade para médio e continue batendo os ovos enquanto adiciona lentamente o restante do adoçante.

7. Adicione a mistura de ovos na mistura de chocolate em três lotes. Misture bem.

8. Coloque a massa na forma preparada e alise a parte superior. Cozinhe no forno por cerca de 45 minutos.

9. Uma vez feito, coloque o bolo em uma grade para cozinhar. Corte em 12 porções e coloque o chantilly por cima antes de servir.

Informaçãonutricional:

Cada fatia contém 4,5 gramas de proteína, 15 gramas de gordura, 1,9 gramas de fibra, 159 calorias e 3,5 gramas de carboidratos líquidos.

Bebidas: Avocado GazpachoSmoothie

Tempo de preparação: 5 minutos
Tempo de cozimento: 1 minuto
Serve: 1 pessoa

Ingredientes:
1 xícara de água
1/8 colher de chá de sal
1 abacate descascado e sem sementes
2 colheres de chá delimonada
28g de queijo de cabra suavizado
2 colheres de chá de cebolinha picada
1 colher de sopa de creme de leite

Como fazer:
1. Fatie o abacate.
2. Coloque as fatias no liquidificador junto com os ingredientes restantes. Misture até ficar homogêneo.
3. Transfira para um copo alto e coloque cebolinha extra por cima.

Informação nutricional:
Cada copo contém 9,2 gramas de proteína, 35 gramas de gordura, 9,3 gramas de fibra,

385 calorias e 4,5 gramas de carboidratos líquidos.

Lanches: Black VelvetCupcake

Tempo de preparação: 5 minutos
Tempo de cozimento: 17 minutos
Serve: 6 pessoas

Ingredientes:

3 ovos
6 colheres de chá de eritritol
¼ de colher de chá defermento em pó
¼ de xícara deleite de coco sem açúcar
115g decreamcheese
¼ de xícara dexilitol
¼ de colher de chá de sal
2 colheres de chá de extrato de baunilha
¼ de colher de chá debicarbonato de sódio
7 colheres de sopa de manteiga sem sal
2 colheres de sopa de cacau em pó sem açúcar
¼ de xícara defarinha de coco orgânica de alta fibra
½ colher de chá decorante alimentar preto
Corante alimentar laranja
Brilho de comida comestível

Como fazer:

1. Coloque o forno em 190ºC. Forre uma forminha de muffin usando copos de papel e reserve.
2. (para cupcakes) Misture os ovos, 3 colheres de sopa de manteiga, leite de coco, corante preto, xilitol e extrato de baunilha juntos em uma tigela.
3. Coloque a farinha de coco, sal, fermento em pó, bicarbonato de sódio e cacau em pó em uma tigela separada. Misture bem.
4. Combine as duas misturas e mexa bem.
5. Distribua a mistura resultante uniformemente na lata do muffin. Cozinhe no forno por cerca de 18 minutos. Uma vez feito, coloque bolinhos em uma grade para esfriar.
6. (para o glacê) Coloque o creamcheese em uma tigela e bata-o usando uma batedeira até ficar homogêneo.
7. Adicione a restante manteiga, eritritol, corante laranja e extracto de baunilha à mistura. Misture bem.
8. Coloque a cobertura em cima de cada cupcake e polvilhe com glitter comestível.

Dicas adicionais:

Escolha brilho comestível que é feito de goma de guar e corante sem açúcar.

Informaçãonutricional:

Cada cupcake contém 5,4 gramas de proteína, 23,3 gramas de gordura, 10,3 gramas de fibra, 269 calorias e 2,7 gramas de carboidratos líquidos.

Capítulo 4 – Bônus: Condimentos, MolhosandDips

Condimentos, molhos e molhos geralmente melhoram o sabor do prato que você está comendo, mas eles também podem conter carboidratos escondidos. Por causa disso, você precisa ser cuidadoso ao consumi-los sempre que comer fora.

Seria melhor criar seus próprios molhos e molhos para garantir que eles contenham pequenas quantidades de carboidratos. Este capítulo contém receitas para molhos e molhos que não só são fáceis de fazer, mas também são muito saborosos e saudáveis.

Molho Bechamel

Tempo de preparação: 10 minutos
Tempo de cozimento: 20 minutos
Serve: 6 pessoas

Ingredientes:
1 xícara de creme de leite
1 colher de sopa de manteiga sem sal
1 xícara de água
1/8 de colher de chá de pimenta preta
3 colheres de sopa deespessante
2 de colheres de sopa de cebolas brancas picadas
1/8 de colher de chá denoz-moscada moída
1 colher de chá de sal

Como fazer:

1. Com exceção da manteiga e do espessante, misture todos os ingredientes em uma pequena panela e leve ao fogo médio.
2. Uma vez que a mistura ferve, retire a panela do fogo e reserve por 15 minutos.

3. Coe a mistura e coloque-a de volta sobre o fogo. Adicione o espessante e cozinhe a mistura até engrossar.
4. Retire a panela do fogo e adicione a manteiga. Mexa até derreter.

Dica adicional:
Este molho suave é geralmente usado em suflês.

Informaçãonutricional:
Cada porção contém 0,9 gramas de proteína, 16,7 gramas de gordura, 1,1 gramas de fibra, 163 calorias e 1,4 gramas de carboidratos líquidos.

Molho Bearnaise

Tempo de preparação: 10 minutos
Tempo de cozimento: 10 minutos
Serve: 8 pessoas

Ingredientes:
2 colheres de sopade cebolinha picada
1/8 de colher de chá de pimenta preta
½ colher de chá deestragão
1/8 de colher de chá de sal
5 colheres de sopa de vinagre de vinho branco
½ xícara de manteiga sem sal
2 gemas de ovo

Como fazer:

1. Coloque o estragão, chalotas e vinagre em banho-maria. Cozinhe por cerca de 5 minutos.
2. Adicione a gema de ovo à mistura e bata até engrossar. Lentamente adicione a manteiga e misture bem.
3. Depois de espessa, retire do fogo e tempere a gosto.

Informação nutricional:
Cada porção contém 0,9 gramas de proteína, 12,7 gramas de gordura, 118 calorias e 0,8 gramas de carboidratos líquidos.

Maionese

Tempo de preparação: 10 minutos
Tempo de cozimento: 1 minuto
Serve: 8 pessoas

Ingredientes:
2 gemas de ovo
1 colher de chá de sal
1 xícara de azeite de oliva extra-virgem
4 colheres de chá de suco de limão
¼ de colher de chápimenta preta
2 colheres de chá de mostardaDijon

Como fazer:

1. Misture as gemas, a mostarda, o sal, a pimenta preta e o suco de limão em uma tigela.
2. Adicione lentamente azeite à mistura, mexendo sempre.
3. Continue mexendo até que a consistência desejada seja obtida.

Informação nutricional:

Cada porção contém 0,7 gramas de proteína, 29,1 gramas de gordura, 256 calorias e 0,6 gramas de carboidratos líquidos.

Molho de aneto

Tempo de preparação: 40 minutos
Tempo de cozimento: 1 minuto
Serve: 12 pessoas

Ingredientes:
½ xícara demaionese
1 colher de sopa de suco de limão
½ xícara desourcream (creme azedo)
2 colheres de sopa de creme de leite
¾ de xícara deramo de aneto
1/12 de colher de sopa de mostardaDijon

Como fazer:

1. Combine todos os ingredientes em uma tigela e misture bem. Tempere a gosto.
2. Cubra e deixe esfriar na geladeira por pelo menos 30 minutos.
Dica adicional:
Para adicionar um toque ao seu molho, você pode substituir pimenta preta com pimenta caiena e adicione 2 colheres de sopa de alcaparras escorridas picadas.
Informação nutricional:

Cada porção contém 0,2 gramas de proteína, 9,8 gramas de gordura, 93 calorias e 0,8 gramas de carboidratos líquidos.

Molho de Erva Cremosa

Tempo de preparação: 10 minutos
Tempo de cozimento: 10 minutos
Serve: 4 pessoas

Ingredientes:

1 colher de chá de manteiga sem sal
1/8 de colher de chá de pimenta preta
1 colher de sopa dechalota picada
¼ de colher de chá de sal
1 colher de sopa de manjericão
1 colher de sopa desuco de mariscos natural
2 colheres de chá deespessante
1 colher de chá decebolinha picada
½ xícara de creme de leite
1 colher de sopa de salsinha

Como fazer:

1. Usando uma panela, refogue a chalota na manteiga em fogo médio por um minuto.

2. Adicione o suco de marisco e deixe cozinhar até reduzir pela metade.

3. Adicione os ingredientes restantes, exceto o espessante.

4. Quando a mistura ferver, cozinhe por um minuto e retire do fogo. Adicione o espessante e mexa bem. Reserve por 2 minutos.

Informação nutricional:

Cada porção contém 0,8 gramas de proteína, 12,1 gramas de gordura, 1,1 grama de fibra, 121 calorias e 1,3 gramas de carboidratos líquidos.

Molho Brown Butter

Tempo de preparação: 1 minuto
Tempo de cozimento: 10 minutos
Serve: 4 pessoas

Ingredientes:

½ xícara de manteiga sem sal
½ colher de chá de sal
1 colher de sopa de suco de limão
1/8 de colher de chá de pimenta preta

Como fazer:

1. Coloque uma panela em fogo médio. Adicione a manteiga e cozinhe por cerca de 5 minutos.
2. Quando começar a dourar, retire a manteiga do fogo. Adicione os ingredientes restantes e mexa bem.

Dica adicional:
Este molho é o melhor emparelhamento para ovos, vieiras, legumes ou qualquer peixe branco.

Informação nutricional:
Cada porção contém 0,3 gramas de proteína, 23 gramas de gordura, 205 calorias e 0,4 gramas de carboidratos líquidos.

Molho Carbonara

Tempo de preparação: 20 minutos
Tempo de cozimento: 10 minutos
Serve: 6 pessoas

Ingredientes:

6 fatias de bacon
2 ovos
½ xícara de queijo parmesão ralado
1 colher de chá dealho picado
1/8 de colher de chá de pimenta preta
¾ de xícara de creme de leite

Como fazer:

1. Coloque a frigideira em fogo médio e cozinhe o bacon até ficar crocante. Transfira para toalhas de papel e pique.
2. Retire a gordura do bacon da panela até restarem apenas 2 colheres de sopa. Refogue o alho por 30 minutos e depois adicione o queijo, o creme de leite e a pimenta. Cozinhe até que o queijo esteja derretido.

3. Bata levemente os ovos em uma tigela e adicione lentamente a mistura de creme. Depois de combinado, despeje a mistura na panela e reduza o fogo para baixo. Levar a ferver enquanto mexendo com freqüência.

4. Depois de espessa, retire do fogo e adicione o bacon.

Informação nutricional:

Cada porção contém 8,3 gramas de proteína, 17,9 gramas de gordura, 201 calorias e 1,7 gramas de carboidratos líquidos.

Molho de queijo

Tempo de preparação: 5 minutos
Tempo de cozimento: 10 minutos
Serve: 8 pessoas

Ingredientes:

1 xícara de creme de leite
½ colher de chá de páprica
½ xícara de queijo Roquefort ou queijo faixa azul desintegrados
¼ de xícara de queijo parmesão ralado
55g de queijo jarlsburg

Como fazer:

1. Despeje o creme em uma panela e aqueça em fogo baixo. Adicione o queijo jarlsburg e queijo azul até derreter.
2. Adicione páprica e queijo parmesão. Cozinhe mexendo até ficar homogêneo.
3. Tempere com pimenta e sal.
Informação nutricional:
Cada porção contém 5,2 gramas de proteína, 16 gramas de gordura, 168

calorias e 1,5 gramas de carboidratos líquidos.

Molho Chimichurri

Tempo de preparação: 10 minutos
Tempo de cozimento: 1 minuto
Serve: 4 pessoas

Ingredientes:

1 xícara desalsa picada
¼ de colher de chá detempero americano OldBay
3 colheres de chá de alhopicados
1 colher de chá desal kosher grosso
2 pimentas jalapeño picadas
3 colheres de sopa de vinagre de vinho tinto
5 colheres de sopa de azeite de olivaextra-virgem

Como fazer:
1. Combine todos os ingredientes juntos em uma tigela.

Informação nutricional:
Cada porção contém 0,8 gramas de proteína, 17,7 gramas de gordura, 0,8

gramas de fibra, 167 calorias e 2,2 gramas de carboidratos líquidos.

Molho de Tomate

Tempo de preparação: 10 minutos
Tempo de cozimento: 30 minutos
Serve: 6 pessoas

Ingredientes:

¼ de xícara de azeite de oliva extra-virgem
790g de tomates esmagados
1 cebola branca em cubos
2 dentes de alho em cubos
1 colher de chá demanjericão seco
½ talo de aipo em cubos

Como fazer:

1. Usando uma panela, refogue o aipo, cebola e alho em azeite em fogo médio por cerca de 6 minutos.
2. Adicione o manjericão e cozinhe por mais 30 segundos. Mexa com freqüência.
3. Adicione tomates. Reduza o fogo para médio baixo quando a mistura começar a ferver.

4. Cozinhe delicadamente por cerca de 30 minutos enquanto estiver parcialmente descoberto. Tempere a gosto.

Dicas adicionais:
Este molho é ótimo para massas, almôndegas e legumes salteados, como abobrinha.

Informaçãonutricional:
Cada porção contém 2,4 gramas de proteína, 9,7 gramas de gordura, 2,8 gramas de fibra, 128 calorias e 8,2 gramas de carboidratos líquidos.

Molho Barbecue

Tempo de preparação: 25 minutos
Tempo de cozimento: 1 minuto
Serve: 10 pessoas

Ingredientes:

1 colher de sopa de azeite de oliva extra-virgem
¼ de colher de chá decafé seco em pó
¼ de xícara de cebolas picadas
2 colheres de chá de adoçante
2 colheres de sopa depasta de tomate
2/3 de colher de sopa de molho inglês
1 colher de chá de pimenta em pó
1 colher de sopa de vinagre de maçã
1 colher de chá de cominho
¼ colher de chá de pimenta da Jamaica moída
1 ½ xícaras de ketchup sem açúcar
¾ de colher de chá de alho em pó
1/8 de colher de chá de pimentacayenne
¾ de colher de chá de sementes de mostarda amarela

Como fazer:

1. Usando uma panela, refogue a cebola em azeite em fogo médio-alto por cerca de 3 minutos.
2. Adicione a pasta de tomate, pimenta caiena, mostarda, pimenta em pó, pimenta da Jamaica, cominho e alho em pó. Cozinhe por mais um minuto.
3. Adicione ketchup, café, vinagre, adoçante e molho inglês. Cozinhe por cerca de 8 minutos, mexendo ocasionalmente.

Informaçãonutricional:

Cada porção contém 0,3 gramas de proteína, 1,5 gramas de gordura, 0,3 gramas de fibra, 32 calorias e 3,7 gramas de carboidratos líquidos.

Molho de Soja, Gengibre e Gergelim

Tempo de preparação: 5 minutos
Tempo de cozimento: 1 minuto
Serve: 10 pessoas

Ingredientes:
4 colheres de sopa demolho de soja tamari
½ colher de chá de alho
¼ de xícara decaldo de galinha, caldo de galinha ou consommé
1 colher de chá de gengibre
2 colheres de sopa deóleo de gergelim
2 colheres de chá de adoçante
2 colheres de sopa devinagre de arroz sem açúcar e livre de sódio

Como fazer:
1. Combine todos os ingredientes em uma tigela e misture bem.

Informaçãonutricional:
Cada porção contém 0,8 gramas de proteína, 2,7 gramas de gordura, 0,1 gramas de fibra, 30 calorias e 0,6 gramas de carboidratos líquidos.

Molho Alfredo

Tempo de preparação: 20 minutos
Tempo de cozimento: 10 minutos
Serve: 6 pessoas

Ingredientes:
2 colheres de sopa de manteiga sem sal
1/8 de colher de cháde noz-moscada moída
1 ½ xícaras de creme de leite
115g dequeijo romano
1/8 de colher de chá de pimenta preta
½ xícara de queijo parmesão ralado

Como fazer:
1. Coloque uma panela em fogo médio e adicione a manteiga.
2. Uma vez derretido, adicione o creme e leve para ferver. Cozinhe delicadamente por cerca de 10 minutos.
3. Retire do fogo e adicione os ingredientes restantes. Continue mexendo até que o queijo esteja derretido.

Dica adicional:

Você também pode criar molho de vodka, adicionando 2 colheres de sopa de vodka e 3 colheres de sopa de pasta de tomate, juntamente com creme durante o cozimento.

Informação nutricional:

Cada porção contém 5,8 gramas de proteína, 29,5 gramas de gordura, 290 calorias e 2 gramas de carboidratos líquidos.

Molho de Creme de Mostarda

Tempo de preparação: 5 minutos
Tempo de cozimento: 1 minuto
Serve: 4 pessoas

Ingredientes:
½ xícara de creme de leite
¼ de colher de chá de sal
1 cebolinha ou cebola-verde
¼ de colher de chá depimenta preta
1 ½ colheres de sopa demostarda moída

Como fazer:
1. Coloque a frigideira em fogo alto, em seguida, adicione o creme.
2. Uma vez que ferve, adicione cebolinha e cozinhe por cerca de 4 minutos. Mexa com freqüência.
3. Retire do fogo e adicione os ingredientes restantes.

Informação nutricional:
Cada porção contém 0,7 gramas de proteína, 11,1 gramas de gordura, 0,1

gramas de fibra, 104 calorias e 1 grama de carboidratos líquidos.

Conclusão

Obrigado novamente por baixar este livro! Espero que este livro possa ajudá-lo a criar pratos que possam ajudá-lo a atingir suas metas de condicionamento físico.

Para ter sucesso, você tem que manter sua dieta depois de ter começado. Não volte aos seus velhos hábitos alimentares depois de ter conseguido perder alguns quilos do seu peso. Você deve ter o hábito de comer saudável para poder manter aquela figura com a qual sempre esteve sonhando.

Fazer dieta exige muito esforço e comprometimento. Não há atalho para que o trabalho seja feito. Você só deve iniciá-lo quando estiver totalmente preparado e disposto a fazer certos sacrifícios e mudar seu estilo de vida, ou então, estará apenas se entregando ao fracasso.

Por fim, se você gostou deste livro, gostaria de pedir um favor a você. Será gentil o suficiente para deixar uma resenha deste livro? Seria muito apreciado!

Clique aqui para deixar um comentário para este livro!
Obrigado e boa sorte!

Parte 2

Introdução

Que imagem vem à sua cabeça quando pensa em alimentação de baixo carboidrato? Será que você só vê uma seleta variedade de carnes, queijos, e talvez alguns poucos vegetaispreparados de forma simples? Se esse(a) é você, então você não está sozinho(a). É um erro comum achar que os estilos de vida baseados em dietas de baixo carboidrato são chatos e que oferecem pouca variedade. Em contrapartida, sempre há o problema do tempo. Quem nuncafica sem tempo para preparar e cozinhar pratos ricos em proteínas todo dia? Este, novamente, é outro equívoco envolvendo dietas de baixo carboidrato. A verdade é que o hábito de comer baixo carboidrato não tem muito a ver com o que você tira da sua dieta assim como o que você escolhe por. Um dos jeitos de te fazer comer comidas saudáveis de baixo carboidrato é fazer o FORNO ESTUFA ser a estrela do show.

Dietas de baixo carboidrato têm sido populares desde alguns anos atrás. As modas vêm e vão, e a abordagem dietética em si tem evoluído com o tempo. Alimentação de baixo carboidrato ou "baixocarb" tem a ver com, tão muito, mais do que somente perda de peso de forma rápida. Alimentação de baixo carboidrato é na verdade um estilo de vida que visa o bem-estar da saúde em geral, a perda de peso e a manutenção do peso. Viver uma vida de baixo carboidrato é focar em ingredientes que são saudáveis e frescos, sem o peso das gorduras saturadas. Embora ricos, cheirosos e deliciosos, queijos certamente têm seu lugar no pódio, assim como outros laticínios e carnes vermelhas, essas são comidas que você pode aproveitar ocasionalmente em vez de erradicá-las. Porém o mais, importante em viver a dieta de baixocarb,é que ela tem a ver com inclusão, em vez de exclusão. No caso, inclusão de vegetais fresco, fibrosos e nutritivos e até mesmo frutas que promovem e encorajam a boa saúde. Quando seus níveis de carboidratos e proteínas estiverem balanceados na medida certa você irá receber benefícios na sua saúde que incluem perda de peso, regulação do açúcar no sangue, redução da inflamação e a diminuição dos riscos de casos de saúde grave como doenças do coração e diabetes. O que é mais legal é que você não precisa de um plano de dietas especial. Tudo que você precisa entender é que carboidratos processados, ou seja industrializados, são ruins, como aqueles em comidaspré-prontas, incluindo pães comuns, macarronadas e cereais, e que carboidratos naturais que vêm em comidas fresquinhas são bons.

Você deve ter ouvido falar que começar um plano de dieta de baixo carb que corta severamente sua ingestão de carboidratos por algumas semanas, irá aumentar sua ingestão, ou seja, você irá ingerir mais. Isso irá resultar numa perda de peso rápida, majoritariamente na forma de água, porém isso é inteiramente escolha sua. No entanto, se você simplesmente quer reconquistar sua saúde, se sentir melhor ou perder uns quilinhos mais rápido que o normal, então as receitas desse livro e muitas como elas, irão ajudar você a conquistar seus objetivos e mostrar como você pode incorporar uma variedade de comidas, nas quais muitas delas você deve considerar como que proibidas, na sua dieta.

Com a ajuda do seu forno estufa, você vai achar que é possível combinar sabores únicos com alguns dos seus temperos favoritos e esquecidos. O maior benefício de um forno estufa é o jeito que ele facilita não só as finanças, mas também no seu tempo. Com apenas alguns minutos antes de começar o dia, você pode voltar pra casa para aproveitar um almoço gostoso e perfeitamente preparado que está prontinho, esperando por você, sem complicações. O que você vai encontrar neste livro é uma incrível variedade de "pratos de baixo carb" que foram especialmente preparados para o forno estufa. Os ingredientes são frescos com um foco não apenas na contagem de proteínas e carboidratos, mas na fibra e outros nutrientes que são vitais para saúde longeva e o bem-estar. Neste livro, você vai encontrar maior ênfase em vegetais que, por vezes, não sejam associados com o estilo de vida dietético de baixo carboidrato. Muitos vegetais têm pouca concentração de carboidratos e alta dosagem de outros nutrientes que nos fazem valiosos adendos à sua dieta diária. Cada receita neste livro é formulada para conter 15 gramas ou menos de carboidratos líquidos por prato. Esse é o limite perfeito para assegurar que você consuma nutrientes suficientes, enquanto evita carboidratos industrializados perigosos e danosos - Focando em opções saudáveis em vez disso.

O ideal para uma alimentação de baixo carb é ser saudável, simples e deliciosa. As receitas neste livro mostram a você como conquistar aquele seu ideal com a ajuda de um simples e comum utensílio doméstico. Então tire o seu forno estufa de dentro do armário empoeirado por que você irá conquistar e manter a melhor saúde da sua vida.

Sopas Simples e Caldos

Muitas das vezes, pessoas têm uma imagem de que a dieta de baixo carb inclui apenas carnes vermelhas e queijos. Nada poderia estar mais longe da realidade. Nesta seção, nós introduzimos a você sopas e caldos únicos que vão te tirar da falta de opções. De fácil preparo, essas sopas e caldos irão proporcionar uma nutrição agradável e quentinha a seu corpo e alma.

Sopa de Galinha Picante com Abóbora

Tempo de cozimento: 4-6 horas
Tempo de preparo: 10 min
Serve: 6 porções

Ingredientes:
1 libra (450 gramas) de peito de frango sem pele e desossado, em cubos
1 xícara de cebola amarela, cortada
1 xícara de salsão (aipo), cordado
3 dentes de alho, amaçados e picados
1 xícara de pimentão vermelho, fatiado
4 xícaras de caldo de galinha
2 xícaras de purê de abóbora
2 colheres de chá de estragão-francês (erva-dragão) (subst. manjericão)
½ colher de chá de pimenta caiena em pó
½ colher de chá de noz-moscada
1 colher de chá de sal
1 colher de chá de pimenta branca
4 xícaras de espinafre fresco, em lascas

Modo de preparo
1. Configure e prepare o forno estufa.

2. Adicione galinha, seguida de cebola e salsão (aipo), alho e pimentão.
3. Na vasilha, combine caldo de galinha, abóbora, estragão (ou subst.), pimentacaiena em pó, noz-moscada e pimenta branca. Misture bem e adicione ao forno estufa. Mexa suavemente.
4. Cubra e cozinhe por 4 horas na Potência Máxima e 6 na Mínima.
5. Meia hora antes de terminar de cozinhar, abra a tampa e jogue o espinafre. Cozinhe até que o espinafre esteja murcho e aquecido.

Informação Nutricional
Calorias 187
Total de gordura 4 g, gordurasaturada 1 g
Carboidratos líquidos 12 g
Proteínas 23 g

Ensopado de Milho Monterey

Tempo de cozimento: 4-6 horas
Tempo de preparo: 10 minutos
Serve: 6porções

Ingredientes:
1 libra (450 gramas) de peito de frango sem pele e desossado, em cubos.
1 cebola, picada
3 dentes de alho, amaçados e picados
1 colher de sopa de pimenta jalapeno, cortada
1 xícara de pimentão vermelho, cortado
1 xícara de grãos de milho frescos
1 colher de sopa de azeite de oliva
4 xícaras de caldo de galinha
½ xícara de molho picante
1 colher de chá de cominho em pó
2 colheres de chá de salsa caiana
2 colheres de sopa de amido de milho
1 xícara de leite (2%)
1 copo de queijo Monterey Jack (variantes queijoColby ou Cheddar), triturado
Coentro fresco para enfeitar

Modo de preparo:
1. Configure e prepare o forno estufa.
2. Adicione galinha, seguida de cebola, alho, pimenta jalapeno, pimentão vermelho e sementes de milho.
3. Adicione azeite de oliva e agite a cobertura.
4. Combine caldo de galinha, salsa picante, cominho, salsa caiana e amido de milho. Agite bem até não restem caroços.
5. Adicione o caldo ao forno estufa.
6. Tampe e cozinhe 4 horas na potênciaMáxima ou 6 na Mínima.
7. Quando bater 30 minutos antes de comer, remova a tampa e adicione leite ou creme de leite e queijo Monterey Jack ou variantes. Misture antes de repor a tampa e continue a cozinhar.
8. Sirva o decorado com coentro, se quiser.

Informação nutricional:
Calorias 273
Total de gordura 10, gordurasaturada 5 g
Carboidratos líquidos 14 g
Proteínas 28 g

Molho Bisque de Caranguejo Mexicano

Tempo de Cozimento: 2 horas
Tempo de Preparo: 10 minutos
Serve: 4-6porções

Ingredientes:
1 libra (450 gramas) de carne caranguejo
1 xícara de cebola, cortada
3 dentes de alho, amassados e picados
2 colheres de chá de pimenta chili em pó
1 colher de chá de cominho
1 colher de chá de coentro
3 copos de caldo de galinha ou caldo de vegetais
1 xícara de leite ou creme de leite
½ xícara de creme azedo
Abacate em cubos, para decorações se desejado

Modo de preparo:
1. Configure e prepare o forno estufa.
2. Adicione carne de caranguejo, cebola e alho.
3. Tempere com pimenta chili em pó, cominho e coentro.

4. Adicione caldo de galinha ou de vegetais.
5. Cubra e cozinhe por 2 horas na potência Mínima.
6. Por volta de meia hora antes de estar pronto para comer, remova a tampa e adicione leite ou creme de leite e creme azedo. Misture bem antes de repor a tampa e continuar a cozinhar.
7. Dependendo da textura desejada da sopa, você pode remover metade da sopa e transformá-la em purê no liquidificador antes de adicionar de volta no forno estufa. Isso vai dar à sua sopa uma textura de molho Bisque em contraste com uma textura mais rústica e grossa.
8. Sirva com abacate fresco, se desejado.

Informação nutricional:
Calorias 300
Total de gordura 11 g, gordura saturada 5 g
Carboidratos líquidos 12 g
Proteínas 34 g

Sopa Gumbo Fácil

Tempo de cozimento: 4 horas
Tempo de preparo: 10 minutos
Serve: 4-6porções

Ingredientes:
½ libra (225 gramas) de peito de frango desossado e sem pele, em cubos
½ libra (225 gramas) de presunto defumado, em cubos
¼ de xícara de bacon com pimenta, cortado e levemente bronzeado
½ xícara de cebola, cortada
½ xícara de salsão (aipo), cortado
2 dentes de alho, amassados e picados
½ xícara de pimenta ancho (pimenta poblano), cortado
1 xícara de quiabo congelado, fatiado
2 xícaras de molho de tomate, incluindo liquido
2 xícaras de caldo de galinha
1 colher de chá de pimenta caiena em pó
2 colheres de chá de molho de pimenta caiena
1 colher de chá de sal

1 colher de chá de pimenta-do-reino (pimenta-preta ou redonda)

Modo de preparo:

1. Configure e prepare o forno estufa.
2. Adicione galinha, seguida de presunto, bacon, cebola, salsão, alho, pimenta poblano e quiabo.
3. Depois adicione molho de tomate, incluindo o liquido, junto com caldo de galinha.
4. Tempere compimenta caianaem pó, molho de pimenta caiana, sal e pimenta-do-reino.
5. Tampe e cozinhe na potência Mínima por 4 horas.

Informação nutricional:
Calorias 251
Total degordura7 g, gordurasaturada 2 g
Carboidratos líquidos 8 g
Proteínas 32 g

Caldo de Frangoao Alho

Tempo de cozimento: 4-6 horas
Tempo de preparo: 10 minutos
Serve: 8porções

Ingredientes:
2 libras (900 gramas) de frango desossado, ambas carnes, branca e negra
1 xícara de cebola vermelha, fatiada
2 xícaras de batata doce, em cubos
2 xícaras de mini cogumelos portabella(alternativa: Shiitake), cortados ao meio
1 xícara de salsão (aipo), cortado
6 dentes de alho, amassados e picados
1 raminho de alecrim fresco
2 folhas de louro
1 colher de chá de sal
1 colher de chápimenta-do-reino (pimenta-preta ou redonda)
4 xícaras de caldo de galinha
2 colheres de sopa de molho de soja
1 colher de sopa de amido de milho

Modo de preparo:

1. Configure e prepare o forno estufa.
2. Adicione galinha, seguido de cebola, batata doce, mini cogumelos portabella (ou subst.), salsão e alho ao forno estufa.
3. Tempere com alecrim, folha de louro, sal e pimenta-do-reino.
4. Numa vasilha, combine caldo de galinha, molho de soja e amido de milho. Misture com uma batedeira até que não haja mais caroços.
5. Adicione o caldo da vasilha ao forno estufa.
6. Cubra e cozinhe por 4 horas na potência Máxima e 6 na Mínima.

Informação nutricional:
Calorias 130
Total de gordura 2 g, gordurasaturada1 g
Carboidratos líquidos 15 g
Proteínas 10 g

Sopa de Chili Releno

Tempo de cozimento: 4-6 horas
Tempo de preparo: 10 minutos
Serve: 4-6porções

Ingredientes:
1 libra (450 gramas) de carne de guisado
1 xícara de cebola vermelha, cortada
3 xícaras de tomate cozido em conserva, com líquido
4 dentes de alho, amassados e picados
2 xícaras de pimenta poblano, com sementes e picado
2 xícaras de caldo de bife
1 colher de sopa de pimenta chili em pó
1 colher de chá de canela
¼ de xícara de coentro fresco, picado
1 xícara de queijo Cotija (subst. Queijo Minas), ralado
Abacatecortado como decoração
Coentro adicional para enfeite

Modo de preparo:
1. Configure e prepare o forno estufa.

2. Adicione carne de guisado, seguida de cebola, tomates cozidos com líquido, alho e poblano.
3. Combine o caldo de bife com pimenta chili, canela e coentro. Misture e adicione ao forno estufa.
4. Tampe e cozinhe por 4 horas na potência Máxima ou 6 horas na Mínima.
5. Com meia hora antes de estar pronto para comer, remova a tampa e adicione queijo Cotija (ou subst.). Misture bem antes de repor a tampa e continuar a cozinhar.
6. Sirva decorado com abacate e coentro fresco, caso queira.

Informação Nutricional:
Calorias 283
Total de gordura 11 g, gordurasaturada 6 g
Carboidratos líquidos 8 g
Proteínas 30 g

Sopa Francesa de Cebola Três Queijos

Tempo de cozimento: 4 horas
Tempo de preparo: 15 minutos
Serve: 6porções

Ingredientes:
6 xícaras de cebolas amarelas doces, fatias finas
1 colher de sopa de azeite de oliva
1 ramo de alecrim fresco
1 colher de sopa de tomilho
6 xícaras de caldo de bife
½ xícara de queijo Suíço, triturado
½ xícara de queijo Brie(subst. Queijo Provolone), em fatias grossas
½ xícara de queijo Parmesão fresco, ralado

Modo de Preparo:
1. Configure e prepare o forno estufa.
2. Adicione cebolas, seguido de azeite de oliva, alecrim e tomilho. Agite verticalmente (formando um círculo ou "C") para misturar.

3. Adicione caldo de carne, tampe e cozinhe na potência Mínima por 4 horas.
4. Pré-aqueça oforno do fogão, e use uma concha para transportar o caldo para umavasilha à prova de calor.
5. Crie camadas de queijo Brie (ou subst.), seguido de queijo Suíço e Parmesão.
6. Coloque noforno do fogão por 2-3 minutos ou até que o queijo derreta e caramelize suavemente.

Informação Nutricional:
Calorias 207
Total de gordura 11 g, gordurasaturada 6 g
Carboidratos líquidos 11 g
Proteínas 15 g

Novas Receitas Favoritas de Galinha

Carne de Galinha é uma das escolhas proteicas favoritas para um estilo de vida de "baixo carb". Ela é magra, fácil de preparar e extremamente versátil, podendo ser aproveitada para uma infinita variedade de pratos. Nesta sessão separamos sabores, ambos clássicos e novos, e os modificamos para serem preparados em apenas alguns passos com o seu forno estufa.

Frango Recheado com Parmesão e Caranguejo

Tempo de cozimento: 6 horas
Tempo de Preparo: 15 minutos
Serve: 4porções

Ingredientes:
4 peitos de frango desossados sem pele, filetados em borboleta, batidos e finos
½ libra (225 gramas) de carne de caranguejo
1 colher de sopa de chalotas (subst. cebola), picadas
1 colher de chá de raspas de limão
3 xícaras de miolo de abóbora espaguete (parte de dentro apenas)
1 colher de chá de sálvia ressecada esfregada (subst. alecrim)
1 colher de chá deestragão(ou erva-doce, manjericão)
1 xícara de caldo de galinha
2 colheres de sopa de manteiga, cortada
1 xícara de espinafre fresco, em lascas
½ xícara de queijo Parmesão ralado e fresco

Modo de preparo:
1. Configure e prepare o forno estufa.
2. Na vasilha, combine carne de caranguejo, chalotas (ou subst.) e raspas de limão.
3. Espalhe quantidades iguais de mistura no centro de cada peito de frango.
4. Enrole o frango e segure com barbante de cozinha. Deixe de lado.
5. Em outra vasilha, combine abóbora espaguete, sálvia esfregada, estragão (ou subst.) e manteiga.
6. Ponha o frango no forno estufa.
7. Ponha a abóbora espaguete em volta e sobre o frango e derrame caldo de galinha ao redor.
8. Tampe e cozinhe por 6 horas na potência Mínima.
9. Nos 30 minutos finais de cozinha, jogue espinafre e Parmesão. Cozinhe até o espinafre murchar e o Parmesão derreta.

Nutritional information:
Calorias 513
Total de gordura 18 g, gordura saturada 8 g
Carboidratos líquidos 9 g
Proteínas 74 g

Frango Tailandês Marinado

Tempo de cozimento: 4-6 horas
Tempo de Preparo: 10 minutos mais tempo para marinar
Serve: 4porções

Ingredientes:

1 libra (450 gramas) de peito de frango desossado e sem pele, fatiado em tiras
¼ de xícara de molho de soja
2 colheres de chá de suco de lima
¼ de xícara de manjericão, cortado
1 colher de chá de gengibre, ralado
¼ de xícara de iogurte natural
1 xícara de cebola amarela, fatiada
2 xícaras de cogumelos variados, picados
2 xícaras de abobrinha, picado
2 xícaras de aspargos, contados em pedaços de 1 polegada (2,5 cm)
1 xícara de caldo de galinha
2 colheres de chá de óleo de gergelim
Sementes de gergelim para decorar

Modo de preparo:
1. Configure e prepare o seu forno estufa.

2. Numa vasilha, combine molho de soja, limonada, manjericão, gengibre e iogurte.
3. Jogue o frango no molho misturado para cobrir. Você pode ambos deixá-los no refrigerador para marinar por 8 horas ou você pode imediatamente adicionar o frango ao forno estufa e prosseguir com as instruções da receita.
4. Adicione cebola, cogumelos, abobrinha e aspargos.
5. Combine o caldo de galinha com óleo de gergelim e adicione ao forno estufa.
6. Tampe e cozinhe por 4 horas napotência Máxima ou 6 horas no Mínima.
7. Sirva decorado com sementes de gengibre, caso queira.

Informação Nutricional:
Calorias 263
Total de gordura 7 g, gordura saturada 2 g
Carboidratos líquidos 11 g
Proteínas 33 g

Frango Cranberry

Tempo de cozimento: 6 horas
Tempo de preparo: 10 minutos
Serve: 6-8porções

Ingredientes:

2 libras (900 gramas) de pedaços de frango com ossos, peles removidas
3 xícaras de batata doce, em cubos
1 xícara de oxicoco (conhecido como arando)(subst. mirtilos, framboesas ou uvas)
1 colher de chalotas (subst. Cebolas vermelhas)
½ xícara de salsão (aipo), cortado
½ xícara de nozes, picadas
½ xícara de cidra de maçã
½ xícara de caldo de galinha
1 colher de sopa de vinagre de cidra de maçã
1 colher de chá de mostarda moída
1 colher de chá de canela
½ colher de chá de cravo moído

Modo de Preparo:

1. Configure e prepare o fogão estufa.
2. Adicione a galinha ao forno estufa, seguido de batata doce, oxicoco (ou subst.), chalotas (ou subst.), salsão e nozes.
3. Na vasilha, combine cidra de maçã, caldo de galinha, vinagre de maçã, mostarda, canela e cravinhos. Derrame sobre a galinha e vegetais.
4. Tampe e cozinhe por 6 horas na potência Mínima.

Informações Nutricionais:
Calorias 146
Total de gordura 6 g, gordura saturada 1 g
Carboidratos líquidos 13 g
Proteínas 8 g

Frangocom Cogumelos Elegantes

Tempo de cozimento: 4-6 horas
Tempo de preparo: 10 minutos
Serve: 4porções

Ingredientes:
1 libra (450 gramas) de peito de frango desossado e sem pele
2 xícaras de cogumelos Champignon, picados
1 xícara de cebola vermelha, cortada
2 colheres de sopa de azeite de oliva
½ xícara de caldo de galinha
¼ de xicara de vinho branco semi-doce
¼ de xícara de creme de leite
2 colheres de chá de folha de sálvia (subst. alecrim)
1 colher de chá de tomilho (subst. orégano)
1 colher de chá de sal
1 colher de chá de pimenta
Saladas verdes e frescas ou macarrão de abobrinha para servir

Modo de preparo:

1. Configure e prepare o forno estufa.
2. Adicione galinha ao forno estufa, seguida de cogumelos, cebola vermelha e azeite de oliva. Agite verticalmente (formando um C ou círculo na trajetória) para misturar.
3. Numa vasilha, combine caldo de galinha, vinho branco, creme de leite, sálvia (ou subst.), tomilho (ou subst.), sal e pimenta. Misture bem e adicione ao forno estufa.
4. Cubra e cozinhe por 4 horas na potência Máxima ou 6 horas na Mínima.
5. Sirva com salada fresca ou macarrão de abobrinha.

Informação Nutricional:
Calorias 292
Total de gordura 16 g, gordura saturada 5 g
Carboidratos líquidos 5 g
Proteínas 28 g

Frango Balsâmicocom Bordo

Tempo de cozimento: 6 hours
Tempo de preparo: 10 minutos
Serve: 6porções

Ingredientes:
2 libras (900 gramas) de galinha com ossos, com pele removida
1 colher de sopa de azeite de oliva
1 xícara de cebola, fatiada
2 xícaras de abóbora-bolota, descascadas e picadas
2 xícaras de feijões verdes frescos, aparados
2 dentes alho, amassados e picados
1 xícara de caldo de galinha
¼ de xícara de vinagre balsâmico (subst. vinagre de vinho tinto)
1 colher de sopa de xarope de bordo (subst. melaço)
¼ xícara de manjericão, picado
1 colher de chá de tomilho fresco, picado
1 colher de chá de sal
1 colher de chá de pimenta-do-reino (pimenta-preta ou redonda), moída

¼ de xícara de queijo de cabra

Modo de preparo:
1. Configure e prepare o forno estufa.
2. Ponha a galinha e o azeite de oliva no forno. Agite verticalmente (formando um C) para forrar.
3. Adicione cebola vermelha, polpa de bolotas (ou subst.), feijões verdes e alho.
4. Na vasilha, combine caldo de galinha, vinagre balsâmico (ou subst.) e xarope de bordo (ou subst.). Misture bem e adicione ao forno estufa.
5. Tempere com manjericão, tomilho, sal e pimenta-do-reino.
6. Tampe e cozinhe por 6 horas na potência Mínima.
7. Meia hora antes de estar pronto para degustar, remova a tampa e gentilmente derrame queijo de cabra. Reponha a tampa e continue a cozinhar.

Informação nutricional:
Calorias 172
Total de gordura 8 g, gordura saturada 2 g
Carboidratos líquidos 12 g
Proteínas 11 g

Galinha Cidreira com Macarrão de Abobrinha

Tempo de cozimento: 4 horas
Tempo de preparo: 15 minutos
Serve: 4porções

Ingredientes:
Uma libra (450 gramas) de peito de frango desossado e sem pele, fatiado em tiras
1 colher de sopa de azeite de oliva
½ xícara de molho ponzu ou molho de soja
2 colheres de chá de gengibre fresco, ralado
2 dentes de alho, amassados e picados
1 colher de sopa de erva-cidreira, picada
1 colher de sopa de flocos de pimentão vermelho, triturado
4 xícaras de macarrão de abobrinha (abobrinha fresca cortada em finas fatias, como macarrão em tiras)
1 xícara de cenoura, descascada e cortada fina
2 colheres de chá de óleo de gergelim
1 colher de chá de pimenta-do-reino (pimenta-preta ou redonda)

1 xícara de leite de coco
Castanhas picadas para decorar, caso queira

Modo de preparo:
1. Configure e prepare o forno estufa.
2. Espalhe as tiras de frango no forno estufa.
3. Na vasilha, combine azeite de oliva, ponzu ou molho de soja, gengibre, alho, erva-cidreira e flocos de pimentão vermelho amassados. Misture bem e derrame sobre a galinha.
4. A seguir adicione macarrão de abobrinha e cenoura.
5. Tempere com óleo de gergelim e pimenta-do-reino.
6. Adicione leite de coco, tampe e cozinhe por 4 horas na potência Mínima.
7. *Sirva decorado com castanhas picadas, se desejar.*

Informação nutricional:
Calorias 341
Total de gordura 19 g, gordura saturada 11 g
Carboidratos líquidos 10 g
Proteínas 29 g

Frango Sufocado

Tempo de cozimento: 6 horas
Tempo de preparo: 10 minutos
Serve: 6porções

Ingredientes:
1 libra (450 gramas) de peito de frango desossado e sem pele
1 xícara de cebola amarela doce, fatiado
2 xícaras de cogumelo cremini(subst. cogumelo Shiitake), partidos ao meio
2 xícaras de Abóbora Manteiga, descascado e em cubos
2 dentes de alho, amassados e picados
1 colher de chá de salvia (subst. alecrim)
1 colher de chá de tomilho (subst. orégano)
½ colher de chá de noz-moscada
1 colher de chá de sal
1 colher de chá de pimenta-do-reino (pimenta-preta ou redonda)
1 xícara de caldo de galinha
½ xícara de creme de leite
½ xícara de creme de queijo, em cubos
½ xícara de queijo suíço, triturado

¼ de xícara de cebolinhas (cebolinhos), picadas

Modo de Preparo:
1. Configure e prepare o forno estufa.
2. Adicione galinha ao forno estufa seguido de cebola, cogumelo cremini (ou subst.), polpa de abóbora manteiga e alho.
3. Tempere com sálvia (ou subst.), tomilho (ou subst.), noz-moscada, sal e pimenta-do-reino.
4. Adicione caldo de galinha e tampe para cozinhar por 6 horas na potênciaMínima.
5. Aos 30 minutos antes de estar pronto para comer, adicione creme de leite, creme de queijo, queijo suíço e cebolinhas. Misture antes de repor a tampa e continue cozinhando.

Informação Nutricional:
Calorias 318
Total de gordura 19 g, gordura saturada 11 g
Carboidratos líquidos 11 g
Proteínas 24 g

Frango Caipira com Salada

Tempo de cozimento: 6 horas
Tempo de Preparo: 10 minutos
Serve: 8porções

Ingredientes:
2 libras (900 gramas) pedaços de galinha com ossos, pele removida
1 colher de chá de canela
½ colher de chá de noz-moscada (subst. castanhas)
¼ de colher de chá cravo
1 colher de chá de sal
1 colher de chá de pimenta-do-reino (pimenta-preta ou redonda)
1 xícara de cebolas amarelas doces, fatiadas
3 dentes de alho, amassados e picados
2 xícaras de batata doce, em cubos
4 xícaras de saladas frescas, por exemplo repolho
1 xícara de pedaços de abacaxi
1 colher de sopa de pimenta jalapeno, cortado
1 xícara de caldo de galinha

½ xícara de suco de maçã sem açúcar
1 colher de chá de suco de lima

Modo de preparo:
1. Configure e prepare o forno estufa.
2. Adicione galinha e tempere com canela, noz-moscada (subst. castanha), cravos, sal e pimenta-do-reino (pimenta-preta ou redonda).
3. Em seguida, adicione cebola, alho, batata doce, pedaços de abacaxi e pimenta jalapeno.
4. Cubra com caldo de galinha, suco de maçã e suco de lima.
5. Tampe e cozinhe por 6 horas na potência Mínima.
6. Com 30 minutos antes de estar pronto para ingerir, adicione as saladas e mexa para misturar. Sirva quando estiver murcho e aquecido.

Informação Nutricional:
Calorias 115
Total de gordura 1 g, gordura saturada 0 g
Carboidratos líquidos 14 g
Proteínas 8 g

Caçarola de Tiras de Frango

Tempo de cozimento: 4 horas
Tempo de preparo: 10 minutos
Serve: 4-6porções

Ingredientes:
1 libra (450 gramas) peito de frango desossado e sem pele, cortado em tiras
2 colheres de chá de cominho
2 dentes de alho, amassados e picados
1 xícara de cebola vermelha, fatiado
4 xícaras de floretes de couve-flor
1 xícara de pimentão verde, fatiado
1 xícara de pimentão vermelho, fatiado
1 xícara de tomate, cortado
1 ½ xícara de caldo de galinha
1 colher de chá de pimenta chili em pó
1 colher de chá de páprica
½ colher de chá de canela
1 colher de chá de sal
1 colher de chá de pimenta-do-reino (pimenta-preta ou redonda)
2 colheres de chá de suco de lima
1 xícara de queijo Cotija (subst. Queijo Minas), ralado

½ xícara de queijo cremoso, em cubos
Abacate para decorar caso queira, fatiado

Modo de Preparo:
1. Configure e prepare o forno estufa.
2. Adicione peito de galinha e tempere com cominho antes de adicionar o alho, cebola, couve-flor, pimentão verde, pimentão vermelho e tomates.
3. Combine o caldo de galinha com pimenta chili em pó, páprica, canela, sal, pimenta-do-reino e suco de lima. Adicione ao forno estufa.
4. Tampe e cozinhe por 4 horas na potência Mínima.
5. Com meia hora antesde estar pronto para comer, remova a tampa e adicione queijo Cotija (ou subst.) e queijo cremoso. Misture bem antes de repor a tampa e continuar a cozinhar.
6. Sirva decorado com abacate, caso queira.

Informação Nutricional:
Calorias 491
Total de gordura 29 g, gordura saturada 16 g
Carboidratos líquidos 14 g
Proteínas 45 g

Frango com Azeitona

Tempo de cozimento: 6 horas
Tempo de preparo: 10 minutos
Serve: 4-6 porções

Ingredientes:
2 libras (900 gramas) de pedaços de frango com ossos, pele removida
1 xícara de cebola pérola (cebola em conserva), descascada
3 dentes de alho, amassados e picados
2 xícaras de cenouras, descascada e fatiada
3 xícaras de couvede Bruxelas, partidas ao meio
1 xícara de azeitonas verdes, perfuradas e cortadas ao meio
½ xícara de vinho branco seco
1 xícara de caldo de galinha
2 ramos de alecrim frescos
1 colheres de sopa de orégano fresco
1 colheres de chá de sal
1 colheres de chá de pimenta-do-reino (pimenta-preta ou redonda)

Modo de preparo:
1. Configure e prepare o forno estufa.
2. Distribua o frango no forno estufa, seguida de cebolas pérola, alho, cenoura, couve de Bruxelas e azeitonas verdes.
3. Combine o vinho branco com caldo de galinha e adicione ao forno estufa.
4. Tempere com alecrim, orégano, sal e pimenta.
5. Tampe e cozinhe por 6 horas na potênciaMínima.

Informação nutricional:
Calorias 252
Total de gordura 10 g, gordurasaturada 1 g
Carboidratos Líquidos 13 g
Proteínas 15 g

Frango com Anis Estrelados

Tempo de cozimento: 8 horas
Tempo de preparo: 10 minutos
Serve: 4-6porções

Ingredientes:
4 a 5 libras (1800 a 2260 gramas) de galinha inteira
2 folhas de louro
¼ xícaras de salsinha
1 colher de sopa de tomilho fresco (subst. orégano)
1 colher de sopa de sementes de alcarávia (subst. erva-doce)
4 anis-estrelas
2 xícaras de caldo de galinha
2 xícaras de cenouras, descascadas e fatiadas
2 xícaras de abóbora amarela, descascada e em cubos

Modo de preparo:
1. Configure e prepare o forno estufa.
2. Ponha o frango no forno estufa e tempere com folha de louro, salsinha,

tomilho (ou subst.), sementes de alcarávia (ou substituto) e anis estrela.
3. Adicione caldo de galinha, cenouras e abóbora amarela.
4. Tampe e cozinhe por 8 horas na potênciaMínima.

Informação nutricional:
Calorias 198
Total de gordura 5 g, gordurasaturada 1 g
Carboidratos líquidos 10 g
Proteínas 25 g

Os Melhores Pratos de Bife

O bife parece ser rico em gordura, decadente e um bloqueio no estilo de vida de baixo carb. Porém, o único problema com bife é que tendemos a nos limitarmos ao jeito que nós o preparamos e aos sabores que combinamos com ele. Com a ajuda do forno estufa, você pode expandir os seus horizontes de sabor e explorar novos gostos e texturas com seus pratos de bife, assim como esses inclusos nestas receitas.

Assado Apimentadocom Beterraba e Couve

Tempo de cozimento: 8 horas
Tempo de preparo: 10 minutos
Serve: 8porções

Ingredientes:
1 carne de bife de 3 a 4libras (1350 a 1800 gramas)
2 colheres de sopa de mostarda, moída
1 colher de sopa de pimenta-do-reino (pimenta-preta ou redonda), moída
3 dentes de alho, amassados e picados
1 colher de chá de sal
2 xícaras de beterrabas, fatiadas
3 xícaras de couve de Bruxelas, picadas
1 colher de sopa de azeite de oliva
1 colher de sopa de menta fresca

Modo de preparo:
1. Configure e prepare o forno estufa.
2. Tempere a carne com mostarda moída, pimenta-do-reino, alho e sal antes de adicionar ao forno estufa.

3. Em seguida, adicione a beterraba e couve de Bruxelas.
4. Chuvisque com azeite de oliva e tempere com menta fresca.
5. Tampe e cozinhe por 8 horas na potência Mínima ou até a carne chegar ao ponto desejado.

Informação nutricional:
Calorias 553
Total de gordura 35 g, gordurasaturada 3 g
Carboidratos líquidos 4 g
Proteínas 50 g

Prato Irlandês de Carne Curada

Tempo de cozimento: 6-8 horas
Tempo de preparo: 10 minutos
Serve: 8porções

Ingredientes:
1 carne de peito bovino de 3 a 4 libras (1300 a 1800 gramas)
1 colher de sopa de vegetais picklados (conservados em salmoura ou vinagre, picklagem)
1 colher de chá de sementes de alcarávia (subst. erva doce)
3 xícaras de repolho, recortado
2 xícaras de cenoura, descascadas e fatiadas
2 xícaras de nabos, descascados e fatiados
3 xícaras de caldo de bife
½ xícara de cerveja escura

Modo de preparo:
1. Configure e prepare seu forno estufa.
2. Tempere o peito bovino com temperos picklados e sementes de alcarávia antes de pôr no forno estufa.

3. Adicione repolho, cenouras, nabos, caldo de bife e cerveja escura.
4. Tampe e cozinhe por 6 horas na potência Máxima e 8 horas na Mínima.

Informação nutricional:
Calorias 264
Total de gordura 7 g, gordurasaturada 2 g
Carboidratos líquidos 6 g
Proteínas 40 g

Iscas de Bife ao Tempero Cajun Louisiana

Tempo de cozimento: 4-6 horas
Tempo de preparo: 10 minutos
Serve: 6porções

Ingredientes:
2 libras (900 gramas) de bife de lombo, em iscas (pequenos pedaços)
1 xícara de salsão (aipo), cortado
1 xícara de cebola vermelha, fatiada
1 xícara de pimentão vermelho, fatiado
2 dentes de alho, amassados e picados
½ xícara de pimenta poblano (pimenta ancho), cortado
2 xícaras de tomate em pedaços enlatados
1 xícara de caldo de bife
2 colheres de sopa de Tempero Cajun de Louisiana (EUA)(subst. mistura de iguarias em pó ou tempero Cajun caseiro)
1 colher chá de sal
1 colher de chá de pimenta-do-reino (pimenta-preta ou redonda)

Modo de preparo:
1. Configure e prepare o seu forno estufa.

2. Adicione iscas de bife, seguido de salsão, cebolas vermelhas, pimentão vermelho, alho, pimenta poblano e pedaços de tomate.
3. Adicione caldo de bife e tempero Cajun (ou subst.), sal e pimenta-do-reino.
4. Tampe e cozinhe por 4 horas na potência Máxima ou 6 horas na Mínima.

Informação nutricional:
Calorias 394
Total de gordura 24 g, gordurasaturada 9 g
Total de carboidratos 8 g
Proteínas 31 g

Rocambole de Fraldinha (Flanco) e Abóbora

Tempo de preparo: 8 horas
Tempo de preparo: 15 minutos
Serve: 4-6porções

Ingredientes:
1 libra (450 gramas) de bife de carne de fraldinha
2 colheres de sopa de azeite de oliva
½ xícara de bacon, cozido e triturado
2 dentes de alho, amassados e picados
1 xícaras de tomate, picado
¼ de xícara de salsinha, picada
½ xícara de cebola amarela, picada
¼ de xícara de manjericão, picado
2 xícaras de abóbora manteiga, descascadas e em cubos
2 xícaras de cogumelos cremini (subst. cogumelo Shiitake), partidos ao meio
2 colheres de sopa de molho inglês
1 colheres de sopa de vinagre balsâmico (subst. vinagre de vinho tinto)
1 xícara de caldo de bife
4 xícaras de espinafre fresco, em lascas

Modo de preparo:
1. Configure e prepare o forno estufa.
2. Arrume as carnes de fraldinha no forno estufa e chuvisque com azeite de oliva.
3. Adicione o bacon, alho, tomates, salsinha, cebola, manjericão, abóbora e cogumelos cremini.
4. Na vasilha, combine o molho inglês, vinagre balsâmico (ou subst.), caldo de bife e adicione ao forno estufa.
5. Tampe e cozinhe por 8 horas na potência Mínima.
6. Com meia hora antes de estar pronto para comer, jogue espinafre e cozinhe-o até murchar e aquecer.

Informação nutricional:
Calorias 330
Total de gordura 16 g, gordura saturada 5 g
Carboidratos líquidos 14 g
Proteínas 29 g

Carne com Molho de Coco Apimentado

Tempo de cozimento: 4-6 horas
Tempo de preparo: 10 minutos
Serve: 4-6porções

Ingredientes:
1 libra (450 gramas) de carne de fraldinha (flanco), fatiada em tiras
1 xícara de cebola vermelha, fatiada
4 xícaras de floretes de couve-flor
1 xícara de grão-de-bico, enlatado ou cozido
1 colher de sopa de azeite de oliva
2 xícaras de caldo de bife
2 xícaras de leite de coco sem açúcar
½ xícara de coco sem açúcar, triturado
1 colher de sopa de extrato de tomate
1 colher de sopa de suco de lima
3 colheres de sopa de molho de soja
4 dentes de alho, amassados e picados
1 colher de sopa de gengibre fresco, ralado
1 colher de chá de canela
1 colher de chá de coentro

Modo de preparo:
1. Configure e prepare o forno estufa.
2. Arrume as carnes de fraldinha no forno estufa e cubra com cebola, couve-flor, grão-de-bico e azeite de oliva.
3. Na vasilha, combine caldo de bife, leite de coco sem açúcar, coco triturado, extrato de tomate, suco de lima, molho de soja, alho, gengibre, canela, coentro. Misture bem antes de adicionar ao forno estufa.
4. Tampe e cozinhe por 4 horas na potência Máxima e 6 horas na Mínima.

Informação nutricional:
Calorias 370
Total de gordura 23 g, gordurasaturada 15 g
Carboidratos líquidos 15 g
Proteínas 22 g

Enroladinhos de Repolho (Charutos)

Tempo de cozimento: 6 horas
Tempo de preparo: 10 minutos
Serve: 6porções

Ingredientes:
1 libra (450 gramas) de carne magra moída (picadinho)
½ xícara de bacon, cozido e ralado
4 xícaras de repolho, fatiado
1 xícara de cebola amarela, picada
2 xícaras de tomates cozidos, com liquido
2 dentes de alho, amassados e picados
1 xícara de caldo de bife
¼ de xícara de vinagre de cidra de maçã
½ colher de chá de canela
2 colheres de chá de sementes de alcarávia (subst. erva-doce)
1 colher de chá de sal
1 colher de chá de pimenta-do-reino (pimenta-preta ou redonda)

Modo de preparo:
1. Configure e prepare o forno estufa.

2. Adicione carne moída, bacon, repolho, cebola amarela, tomate cozido e alho.
3. Numa vasilha, combine caldo de bife, vinagre de cidra de maçã, canela, alcarávia (ou subst.), sal, pimenta-do-reino. Misture bem antes de adicionar ao forno estufa.
4. Tampe e cozinhe por 6 horas na potência Mínima.

Informação nutricional:
Calorias 247
Total de gordura 16 g, gordurasaturada 6 g
Carboidratos líquidos 6 g
Proteínas 16 g

Filé Mignon Escalfado (Escaldado) com Vegetais de Inverno

Tempo de cozimento: 8 horas
Tempo de preparo: 10 minutos
Serve: 6porções

Ingredientes:
2 libras (900 gramas) de bife de filé mignon
1 colher de chá de sal
1 colher de chá de pimenta-do-reino (pimenta-preta ou redonda)
1 ramo de alecrim
1 colher de sopa de tomilho fresco
3 xícaras de caldo de bife
2 xícaras de cenouras, descascadas e em fatias grossas
2 xícaras de beterraba, descascadas e fatiadas
2 xícaras de cheróvias (subst. legume de preferência), descascadas e fatiadas

Modo de preparo:
1. Configure e prepare o forno estufa.

2. Arrume o bife de filé mignon no forno estufa e tempero com sal, pimenta-do-reino, alecrim e tomilho.
3. Cubra com caldo de bife e então adicione cenouras, beterrabas e cheróvias (ou subst.).
4. Tampe e cozinhe por 8 horas na potência Mínima.

Informação nutricional:
Calorias 466
Total de gordura 28 g, gordurasaturada 11 g
Carboidratos líquidos 14 g
Proteínas 33 g

Taco de Picadinho na Pressão

Tempo de cozimento: 6 horas
Tempo de preparo: 10 minutos
Serve: 4 porções

Ingredientes:
1 libra (450 gramas) de carne magra moída (picadinho)
1 xícara de cebola vermelha, picada
1 xícara de pimentão verde, picada
1 xícara de grãos de milho
1 xícara de tomates, picados
1 xícara de pimentas poblano, picados
½ xícara de olivas negras (azeitonas pretas), fatiadas
1 colher de sopa de cominho
2 colheres de chá de pimenta em pó chili
1 colher de chá de alho em pó
1 colher de chá de pimenta em pó caiena
1 colher de chá de pimenta-do-reino (pimenta-preta ou redonda)
1 colher de chá de sal
½ xícara de caldo de bife ou suco de tomate

½ xícara de queijo Cotija (subst. Queijo Minas), ralado

Modo de preparo:
1. Configure e prepare o forno estufa.
2. Adicione a carne moída (picadinho), cebola vermelha, pimentão verde, grãos de milho, tomates, pimenta poblano, e olivas negras (azeitonas).
3. Tempere com cominho, pimenta chili em pó, alho em pó, pimenta caiena em pó, pimenta-do-reino e sal.
4. Adicione caldo de bife ou suco de tomate, tampe e cozinhe por 6 horas na potência Mínima.
5. Com meia hora antes de estar pronto remova a tampa e adicione Queijo Cotija (ou subst.). Reponha a tampa e continue a cozinhar.

Informação nutricional:
Calorias 463
Total de gordura 32 g, gordurasaturada 14 g
Carboidratos líquidos 14 g
Proteínas 29 g

Carne Suíça Simples

Tempo de cozimento: 4-6 horas
Tempo de preparo: 10 minutos
Serve: 2-3 porções

Ingredientes:
1 libra (450 gramas) de picanha, em cubos
1 colher de chá de sal
1 colher de chá de pimenta-do-reino (pimenta-preta ou redonda)
3 dentes de alho, amassados e picados
1 xícara de salsão (aipo), picado
1 xícara de cenouras, picadas
1 xícara de cebola amarela, fatiada
2 xícaras de tomates enlatados, com líquido
1 ½ xícara de caldo de bife
1 colher de chá de estragão-francês (subst. manjericão)

Modo de preparo:
1. Configure e prepare o forno estufa.
2. Tempere a carne com sal e pimenta-do-reino, arrume-a no forno estufa. Adicione alho, salsão, cenouras,

cebolas amarelas e tomates enlatados (incluindo o líquido) ao forno estufa.
3. Cubra com caldo de bife e tempere com estragão-francês (ou subst).
4. Tampe e cozinhe por 4 horas na potência Máxima ou 6 Horas na Mínima ou até a carne chegar ao ponto desejado.

Informação nutricional:
Calorias 211
Total de gordura 5 g, gordurasaturada 2 g
Carboidratos líquidos 10 g
Proteínas 29 g

Linguiça de Carne com Pimentas

Tempo de cozimento: 4-6 horas
Tempo de preparo: 10 minutos
Serve: 4porções

Ingredientes:
1 libra de linguiça de carne, em fatias grossas
1 xícara de cebola amarela, fatiada
1 xícara de pimentão vermelho, fatiado
1 xícara de pimentão verde, fatiado
1 xícara de tomate-cereja, partidos ao meio
1 xícara de caldo de bife
2 colheres de chá de extrato de tomate
½ xícara de manjericão, picado
1 colher de sopa de orégano fresco
1 colher de chá de sal
1 colher de chá de pimenta-do-reino (pimenta-preta ou redonda)

Modo de preparo:
1. Configure e prepare o forno estufa.
2. Adicione a(s) salsicha(s) ao forno estufa, seguida de cebola amarela,

pimentão vermelho, pimentão verde e tomate-cereja.
3. Numa vasilha combine caldo de bife, extrato de tomate, manjericão fresco, orégano, sal e pimenta-do-reino.
4. Tampe e cozinhe por 4 horas na potência Máxima e 6 horas na Mínima.

Informação nutricional:
Calorias 268
Total de gordura 20 g, gordurasaturada 7 g
Carboidratos líquidos 10 g
Proteínas 11 g

Pratos perfeitos de Porco, Vitela e Carneiro

Quando se está procurando algo um pouco diferente, seja para impressionar aquela visita ou apenas para expandir suas próprias opções de jantar, porco, vitela e carneiro oferecem novas escolhas de sabores e texturas. Não há porque fugir dessas carnes ao usar seu forno estufa. Cozinhadas elas ficam majestosamente macias, proporcionando pratos saborosos e deliciosos a você.

Lombo de Porco Recheado de Verduras

Tempo de cozimento: 8 horas
Tempo de preparo: 15 minutos
Serve: 8porções

Ingredientes:
3 libras (1350 gramas) de filé mignon de porco
¼ de xícara de mostarda moída
4 dentes de alho, amassados e picados
1 colher de chá de pimenta-do-reino (pimenta-preta ou redonda)
4 colheres de sopa de manteiga
¼ de xícara de manjericão fresco, picado
¼ de xícara de cebolinha fresca, picadas
¼ de xícara de sálvia fresca, picada
2 xícaras de tomate-cereja, partido ao meio
2 xícaras de espinafre fresco
1 xícara de caldo de galinha ou vegetais

Modo de preparo:
1. Prepare e configure o forno estufa.

2. Fatie o filé mignon horizontalmente até ¾ da sua extensão total e abra-o como um livro.
3. Numa vasilha, combine a manteiga, manjericão, cebolinhas e sálvia. Misture bem e espalhe sobre o filé aberto de porco.
4. Dobre o porco de volta, segurando-o com um barbante, se necessário.
5. Tempere o porco com mostarda moída, alho e pimenta-do-reino. Ponha no forno estufa.
6. Adicione tomates e caldo de galinha ou vegetais.
7. Tampe e cozinhe por 8 horas na potência Mínima.
8. Com meia hora antes de estar pronto para comer, abra a tampa e jogue o espinafre. Sirva quando o espinafre estiver murcho e a carne estiver no ponto desejado.

Informação nutricional:
Calorias 418
Total de gordura 20 g, gordurasaturada 7 g
Carboidratos líquidos 3 g

Proteínas 52 g

Pernil de Carneiro na Alho

Tempo de cozimento: 6-8 horas
Tempo de preparo: 10 minutos
Serve: 4-6porções

Ingredientes:
2 libras (900 gramas) de pernil de carneiro
5 dentes de alhos inteiros
1 colher de sopa de azeite de oliva
1 xícara de cenoura, descascada e cortada
1 xícara de salsão (aipo), cortado
1 xícara de cebola, cortada
2 xícaras de couve-nabo (couve-rábano ou kohlrabi), descascada e em cubos
2 xícaras de acelga (subst. couve), em lascas
2 xícaras de caldo de vegetais.
2 colheres de chá de extrato de tomate
1 colher de chá de mel
¼ de xícara de vinho vermelho seco
¼ de xícara salsinha, picado
1 colher de sopa de tomilho fresco, picado
1 colher de pimenta-do-reino (pimenta-preta ou redonda)

Modo de preparo:
1. Configure e prepare o forno estufa.
2. Adicione o carneiro ao forno estufa, junto com dentes de alho.
3. Chuvisque com azeite de oliva.
4. Adicione cenouras, salsão, cebola, couve-nabo.
5. Numa vasilha, combine caldo vegetal, extrato de tomate, mel, vinho seco vermelho, salsinha, tomilho e pimenta-do-reino.
6. Salpique a misture de caldo sobre o carneiro e vegetais
7. Tampe e cozinhe na potência Máxima por 6 horas ou 8 horas na Mínima.

Informações nutricionais:
Calorias 282
Total de gordura 9 g, gordurasaturada 3 g
Carboidratos líquidos 11 g
Proteínas 33 g

Rodelas de Porco com Funcho e Alho Poro

Tempo de cozimento: 8 horas
Tempo de preparo: 10 minutos
Serve: 6porções

Ingredientes:
2 libras (900 gramas) de rodelas de porco
3 dentes de alho, amassados e picados
1 colher de sopa de azeite de oliva
1 xícara de caldo de vegetais ou de frango
1 xícara de alho poro, fatiado
2 xícaras de bulbos de funcho, fatiados
1 ramo de alecrim
1 colher de chá de sal
1 colher de chá de pimenta-do-reino (pimenta preta ou redonda)

Modo de preparo:
1. Configure e prepare o forno estufa.
2. Arrume o porco e o alho no forno estufa.
3. Chuvisque com azeite de oliva antes de adicionar o caldo de vegetais.
4. Adicione alho poro, funcho, alecrim, sal e pimenta-do-reino.

5. Tampe e cozinhe por 8 horas na potência Mínima.

Informação nutricional:
Calorias 356
Total de gordura 15 g, gordurasaturada4 g
Carboidratos líquidos 4 g
Proteínas 46 g

Pernil de Vitelo com Molho de Anchova

Tempo de cozimento: 8 horas
Tempo de preparo: 15 minutos
Serve: 6porções

Ingredientes:
2 libras de pernil de vitelo, cortados em ossobuco
1 xícara de cebola, fatiada
1 xícara de cenoura, fatiada
½ xícara de salsão, cortado
1 xícara de caldo de galinha ou vegetais
½ xícara de vinho seco branco
¼ de xícara de salsinha fresca, picada
1 colher de sopa de tomilho fresco
1 colher de chá de extrato de tomate
½ colher de chá de sal
1 colher de chá de pimenta-do-reino (pimenta preta ou redonda)

Molho de anchova
2 dentes de alho, amassados e picados
1 colher de chá de raspas de limão
¼ de xícara de salsinha fresca, picada
1 colher de sopa de anchova, picada

1 colher de sopa de azeite de oliva

Modo de preparo:
1. Configure e prepare o forno estufa.
2. Ponha o vitelo no forno estufa seguido de cebola, cenoura e salsão.
3. Adicione caldo de galinha ou de vegetais, extrato de tomate e o vinho branco seco.
4. Tempere com salsinha, tomilho, sal e pimenta-do-reino.
5. Tampe e cozinhe por 8 horas na potência Mínima.
6. Para fazer o molho: Combine o alho, raspas de limão, salsinha, anchova e azeite de oliva no liquidificador ou processador de comida. Ligue até que esteja batido numa textura sutil e sirva ao lado do vitelo.

Informação nutricional:
Calorias 348
Total de gordura 10 g, gordurasaturada 2 g
Carboidratos líquidos 5 g
Proteínas 52 g

Costelas de Porco Apimentadas

Tempo de cozimento: 8 horas
Tempo de preparo: 10 minutos
Serve: 4porções

Ingredientes:
2-3 libras (900 - 1350 gramas) de costelas de porco
2 colheres de sopa de açúcar mascavo
1 colher de sopa de pimenta chili em pó
1 colher de chá de pimenta caiena em pó
2 colheres de sopa de páprica
1 colher de chá de cebola em pó
1 colher de chá de sal
1 colher de chá de pimenta-do-reino (pimenta preta ou redonda)
2 xícaras de cebolas amarelas, fatiadas
De ½ a 1 xícara de caldo de galinha ou vegetais.

Modo de preparo:
1. Configure e prepare o forno estufa.
2. Numa vasilha, combine o açúcar mascavo, chili em pó, caiena em pó, páprica, cebola em pó, sal e pimenta-

do-reino. Esfregue para misturar nas costelas.
3. Ponha a costela no forno estufa.
4. Cubra com cebola amarela e adicione caldo de vegetais.
5. Tampe e cozinhe por 8 horas na potência Mínima.

Informação nutricional:
Calorias 484
Total de gordura 35 g, gordurasaturada 13 g
Carboidratos líquidos 7 g
Proteínas 34 g

Costela de Porco Chinesa

Tempo de cozimento: 8 horas
Tempo de preparo: 10 minutos
Serve: 4porções

Ingredientes:
2-3 libras (900 - 1350 gramas) de costelas de porco
3 dentes de alho, amassados e picados
¼ de xícara de molho de soja
2 colheres de sopa de marmelada de laranja de baixo açucar
3 colheres de sopa de ketchup
3 xícaras de bokchoy chinesa (acelga chinesa), picado
1 xícara de caldo de galinha ou vegetais.

Modo de preparo:
1. Configure e prepare o forno estufa.
2. Numa vasilha combine molho de soja, marmelada de laranja e ketchup. Misture bem e unte com pincel sobre as costelas.
3. Ponha as costelas no forno estufa junto com alho.

4. Adicione caldo de galinha ou vegetais.
5. Tampe e cozinhe por 8 horas na potência Mínima.
6. Com meia hora antes de estar pronto para comer, abra a tampa e jogue o bokchoy. Sirva quando as saladas estiverem murchas e a carne macia.

Informação nutricional:
Calorias 482
Total de gordura 35 g, gordurasaturada 13 g
Carboidratos líquidos 6 g
Proteínas 35 g

Costeletas de Porco Recheadas com Vegetais

Tempo de cozimento: 8 horas
Tempo de preparo: 15 minutos
Serve: 4porções

Ingredientes:
4 peças de costeletas de porco com ossos
¼ de xícara de cebolas amarelas, cortadas
¼ de xícara pimentão vermelho, cortados
½ xícara de grãos de milho fresco
½ xícara de pimenta poblano, cortada
4 xícaras de espargos, cortadas em pedaços de 1 polegada
1 xícaras de caldo de galinha ou vegetais
1 colher de chá de cominho
1 colher de chá de alho em pó
1 colher de chá de sal
1 colher de chá de pimenta-do-reino (pimenta preta ou redonda)

Modo de preparo:
1. Configure e prepare o forno estufa.

2. Corte as costeletas de porco horizontalmente, em até 3/4 da extensão total da carne.
3. Numa vasilha, combine cebola, pimentão vermelho, milho e pimenta poblano. Misture bem e espalhe a mistura com uma colher sobre o centro decada costeleta de porco.
4. Tempere o porco com cominho, alho em pó, sal e pimenta-do-reino antes de adicionar ao forno estufa.
5. Adicione caldo de galinha ou vegetais.
6. Tampe e cozinhe por 8 horas na potência Mínima.
7. Com meia hora antes de estar pronto para comer, adicione os espargos. Sirva quando os espargos estiverem macios e a carne estiver bem cozida.

Informação nutricional:
Calorias 221
Total de gordura 7 g, gordurasaturada 3 g
Carboidratos líquidos 9 g
Proteínas 26 g

Porco com Cerejas Doces e Apimentadas

Tempo de cozimento: 4-6 horas
Tempo de preparo: 10 minutos
Serve: 4porções

Ingredientes:
4 peças de costeletas de porco com ossos
¼ de colher de chá de canela
¼ de colher de chá de alho, picados
1 colher de sopa de flocos de pimenta vermelha, amassados
1 xícara de cebolas doces amarelas, fatiadas
2 xícaras de cerejas frescas, fatiadas
1 xícara de caldo de galinha ou vegetais
1 colher de sopa de suco de limão
2 colheres de sopa de suco de laranja

Modo de preparo:
1. Configure e prepare o forno estufa.
2. Tempere as costeletas de porco com canela, alho e flocos de pimenta vermelha antes de pôr no forno estufa.
3. Adicione cebolas e cerejas.

4. Numa vasilha, combine caldo degalinha ou vegetais, suco de limão e suco de laranja. Misture bem e adicione ao forno estufa.
5. Tampe e cozinhe por 4 horas na potência Máxima ou 6 na Mínima.

Informação nutricional:
Calorias 217
Total de gordura 7 g, gordurasaturada 3 g
Carboidratos líquidos 12 g
Proteínas 24 g

Porco com Amendoim

Tempo de cozimento: 4-6 horas
Tempo de preparo: 10 minutos
Serve: 4-6porções

Ingredientes:
1 libra (450 gramas) de porco, em fatias
1 xícara de cebola amarela, fatiada
3 xícaras de floretes de brócolis
1 xícara de caldo de galinha ou vegetais
¼ xícara de manteiga de amendoim sem açúcar
2 colheres de sopa de molho de soja
1 colher de sopa de suco de limão
1 colher de chá de pimenta chili em pó
1 colher de chá de sal
1 colher de chá de pimenta-do-reino (pimenta preta ou redonda)
1 xícara de amendoins, fatiados

Modo de preparo:
1. Configure e prepare o forno estufa.
2. Arrume o porco no forno estufa, seguido de cebola. Se possível, mantenha os brócolis fora do forno até

a última hora de cozimento. Caso contrário, adicione-o também.
3. Numa vasilha, combine o caldo de galinha ou vegetais, manteiga de amendoim, molho de soja, suco de limão, pimenta chili em pó, sal e pimenta-do-reino. Misture bem e adicione ao forno estufa.
4. Adicione amendoim.
5. Tampe e cozinhe por 4 horas na potência Máxima ou 6 horas na Mínima.

Informação nutricional:
Calorias 461
Total de gordura 28 g, gordurasaturada 5 g
Carboidratos líquidos 11 g
Proteínas 39 g

Linguiça de Porco na Pressão

Tempo de cozimento: 4-6 horas
Tempo de preparo: 10 minutos
Serve: 4 porções

Ingredientes:
1 libra (450 gramas) de linguiça de porco, fatiadas grossas
2 xícaras de cenoura, descascadas e fatiadas
1 xícara de salsão (aipo), fatiado
1 xícara de cebolas vermelhas, cortadas
4 xícaras de repolho, fatiados
2 xícaras de caldo de galinha ou vegetais
1 xícara de tomates cozidos, com líquido
1 colher de chá de tomilho
1 colher de chá de manjericão
1 colher de chá de sal
1 colher de chá de pimenta-do-reino (pimenta preta ou redonda)

Modo de preparo:
1. Configure e prepare o forno estufa.

2. Adicione a linguiça junto com as cenouras, salsão, cebolas vermelhas e repolho.
3. Próximo adicione caldo de galinha ou vegetais e tomates cozidos com o líquido.
4. Tempere com tomilho, manjericão, sal e pimenta-do-reino.
5. Tampe e cozinhe for 4 horas na potência Máxima ou 6 horas na Mínima.

Informação nutricional:
Calorias 336
Total de gordura 23 g, gordurasaturada 8 g
Carboidratos líquidos 14 g
Proteínas 14 g

Carneiro ao Curry

Tempo de cozimento: 4-6 horas
Tempo de preparo: 10 minutos
Serve: 4porções

Ingredientes:
1 libra (450 gramas) de carne de carneiro, cortadas em tiras
1 xícara de maçãs, picadas
1 xícara de pimentões verdes
½ xícara de salsão, cortado
2 xícaras de floretes de brócolis
2 xícaras de ervilhas tortas
1 xícara de caldo de galinha ou vegetais
1 xícara de leite de coco
1 colher de sopa de pasta de curry verde
1 colher de chá de gengibre ralado fresco
¼ de xícara de menta fresca, picada

Modo de preparo:
1. Configure e prepare o forno estufa.
2. Ponha a carne de carneiro no forno estufa, seguida de maçã, pimentão verde, salsão. Se possível adicione brócolis e ervilhas tortas nos últimos

30-45 minutos de cozimento, caso contrário adicione também agora.
3. Numa vasilha combine o caldo de galinha ou vegetais, leite de coco, pasta de curry, gengibre e menta. Misture bem e adicione ao forno estufa.
4. Tampe e cozinhe por 4 horas na potência Mínima ou 6 horas na Máxima.

Informação nutricional:
Calorias 339
Total de gordura 18 g, gordurasaturada 12 g
Carboidratos líquidos 13 g
Proteínas 28 g

Variedade de Vegetais

Quem disse que vida de baixo carb precisa ser pesado com carne? Vegetais e legumes podem ser as estrelas da sua alimentação de baixo carb tão bem quanto qualquer carne. Tudo que você precisa é saber quais vegetais usar e como revelar os melhores sabores. Esses pratos vegetais únicos vão ajudar você a fazer isto.

Macarrão e Queijo Mexicano Alternativo

Tempo de cozimento: 2 horas
Tempo de preparo: 10 minutos
Serve: 4-6 porções

Ingredientes:
1 cabeça larga de couve-flor, cortada em pequenos floretes
2 dentes de alho, amassados e picados
1 xícara de tomates, cortados
1 xícara de queijo Monterey (variantes queijo Colby ou Cheddar), triturado
1 xícara de queijo Cotija (subst. Queijo Minas), ralado
½ xícara de creme de queijo
1 xícara de caldo de galinha ou vegetais
1 xícara de creme de leite
2 colheres de chá de pimenta poblano em pó (subst. pimenta caiena em pó)
1 colher de chá de cominho
¼ de xícara de coentro fresco, picado
1 colher de chá de sal
1 colher de chá de pimenta-do-reino (pimenta preta ou redonda)

Modo de preparo:
1. Configure e prepare o forno estufa.
2. Adicione couve-flor, alho, tomates, caldo de vegetais ou frango.
3. Tampe e cozinhe por 2 horas na potência Máxima.
4. Numa vasilha, combine queijo Monterey (ou subst.), queijo Cotija (ou subst.), pasta de queijo, creme de leite, pimenta poblano em pó, cominho, coentro, sal e pimenta do reino. Misture bem.
5. Com meia hora antes de estar pronto, mexa a mistura de queijo até que esteja bem distribuído.
6. Tampe e continue a cozinhar até que esteja aquecido.

Informação nutricional:
Calorias 459
Total de gordura 40 g, gordura saturada 24 g
Carboidratos líquidos 9 g
Proteínas 16 g

Alface Cremoso Ao Modo Gratinado

Tempo de cozimento: 2 horas
Tempo de preparo: 10 minutos
Serve: 4 porções

Ingredientes:
4 xícaras de repolho, triturado
1 xícara de cenouras, descascadas e fatiadas finas
½ xícara de cebolinhas-verdes(cebolinhos-verdes), fatiadas
½ xícara de caldo de vegetais
½ xícara de leite
1 ovo, batido
½ xícara de Queijo Fontina (subst. queijo Mozzarella), triturado
½ xícara de queijo Suíço, triturado
¼ de xícara de salsinha, picada
2 colheres de sopa de cebolinhas (cebolinhos), picadas
1 colher de chá de sal
1 colher de chá de pimenta-do-reino (pimenta preta ou redonda)

Modo de preparo:

1. Configure e prepare o forno estufa.
2. Misture o repolho, cenouras, cebolinhas-verdes, caldo vegetal, leite e ovos ao forno estufa.
3. Tampe e cozinhe por 2 horas na potência Máxima.
4. Meia hora antes de estar pronto para comer, adicione o queijo fontina (ou subst.), queijo suíço, salsinha, cebolinhas, sal e pimenta-do-reino.
5. Tampe e continue a cozinhar até que o queijo esteja derretido.

Informação nutricional:
Calorias 227
Total de gordura 14 g, gordurasaturada 8 g,
Carboidratos líquidos 8 g
Proteínas 15 g

Abóbora Assada Rústica

Tempo de cozimento: 4 horas
Tempo de preparo: 10 minutos
Serve: 6 porções

Ingredientes:
4 xícaras de abóbora manteiga, descascada e em cubos
1 xícara de abóbora-bolota, descascada e em cubos
1 xícara de cebola amarela, cortada
1 xícara de bacon, cozinhado e ralado (opcional)
1 ½ xícara de caldo vegetal
½ xícaras de suco de maçã sem açúcar
½ xícara de noz-pecã, picada
1 colher de chá de tomilho
1 colher de chá de noz-moscada
1 colher de chá de sal
1 colher de chá de pimenta-do-reino (pimenta preta ou redonda)

Modo de preparo:
1. Configure e prepare o forno estufa.

2. Adicione a abóbora manteiga ao forno estufa, seguido de abóbora-bolota, cebola amarela e bacon.
3. Adicione o caldo de vegetais e suco de maçã.
4. Próximo, adicione a noz-pecã e tempere com tomilho, noz-moscada, sal e pimenta-do-reino.
5. Tampe e cozinhe por 4 horas na potência Mínima.

Informação nutricional:
Calorias 176
Total de gordura 9 g, gordura saturada 1 g
Carboidratos líquidos 15 g
Proteínas 4 g

Abóbora Espaguete com Cogumelos e Pimentas

Tempo de cozimento: 4 horas
Tempo de preparo: 10 minutos
Serve: 4-6 porções

Ingredientes:
4 xícaras de abóbora espaguete (apenas a polpa)
2 dentes de alho, amassados e picados
3 xícaras de cogumelos cremini (subst. cogumelo Shiitake), partidos ao meio ou em quartos
1 xícara de pimentão vermelho, cortado
1 xícara de nozes, picadas
2 xícaras de caldo de vegetais
1 ramo de alecrim
1 colher de sopa de endro (aneto ou dill), picado
1 colher de sopa de cebolinhas (cebolinhos), picados
1 colher de chá de sal
1 colher de chá de pimenta-do-reino (pimenta preta ou redonda)
½ xícara de queijo de cabra, ralado

Modo de preparo:
1. Configure e preparo forno estufa.
2. No forno estufa, combine, abóbora espaguete, alho, cogumelos cremini (ou subst.), pimentão vermelho e nozes.
3. A seguir, adicione caldo de vegetais e tempere com alecrim, endro, cebolinhas, sal e pimenta-do-reino.
4. Tampe e cozinhe por 4 horas na potência Mínima.
5. Meia hora antes de estar pronto para comer, remova a tampa e adicione queijo de cabra e mexa. Tampe e continue a cozinhar.

Informação nutricional:
Calorias 334
Total de gordura 27 g, gordurasaturada 6 g
Carboidratos líquidos 13 g
Proteínas 13 g

Caçarola Cremosa de Espinafre e Alcachofra

Tempo de cozimento: 4 horas
Tempo de preparo: 10 minutos
Serve: 6 porções

Ingredientes:
12 xícaras de espinafre, em lascas
2 xícaras de corações de alcachofra, em quartos
1 xícara de cebola vermelha, cortada
3 dentes de alho, amassado e picado
1 ½ xícaras de caldo de vegetais
1 colher de sopa de manteiga, cortada
1 colher de chá de flocos de pimenta vermelha amassados
1 colher de sopa de aneto (endro, dill), picado
¼ xícaras de salsinha fresca, picada
1 colher de chá de sal
1 colher de chá de pimentas brancas
1 xícara de nozes, picadas
1 xícara de nata
1 xícara de queijo suíço, triturado
½ xícara queijo de cabra, ralado

¼ xícara de queijo parmesão ralado

Modo de preparo:
1. Configure e prepare o forno estufa.
2. No forno estufa, misture os corações de alcachofra, cebolas vermelhas, alho, caldo de vegetais e manteiga.
3. Tempere com flocos de pimenta vermelha, aneto, salsinha, sal e pimentas brancas.
4. Tampe e cozinhe por 4 horas na potência Mínima.
5. Com meia hora antes de estar pronto, remova a tampa e adicione espinafre, nozes, nata, queijo Suíço, queijo de cabra e Parmesão. misture bem até estar bem distribuído.
6. Tampe e continue a cozinhar até estar pronto para servir.

Informação nutricional:
Calorias 388
Total de gordura 32 g, gordurasaturada 13 g
Carboidratos Líquidos 11 g
Proteínas 15 g

RatatouilleCozinhado Lentamente

Tempo de cozimento: 4 horas
Tempo de preparo: 10 minutos
Serve: 4-6 porções

Ingredientes:

2 xícaras de tomates enlatados, com líquidos
3 colheres de sopa de extrato de tomate
1 ½ xícaras de caldo vegetal
3 dentes de alho, amassados e picados
4 xícaras de berinjela, descascada e em cubos
4 xícaras de abobrinha, fatiadas
2 xícaras de outra variedade de abobrinha, descascada e fatiada
1 xícara de pimentão verde, cortado
1 xícara de cebolas vermelhas, cortadas
2 colheres de chá de tempero Italiano
1 colher de chá de cebola em pó
1 colher de chá de sal
1 colher de chá de pimenta-do-reino (pimenta preta ou redonda)

Directions:

1. Configure e prepare o forno estufa.
2. No forno estufa, combine os tomates enlatados com líquido, extrato de tomate e caldo de vegetais.
3. Adicione alho, berinjela, abobrinha, outras variedades de abobrinha, pimentão verde e cebola.
4. Tempere com tempero Italiano, cebola em pó, sal e pimenta-do-reino.
5. Tampe e cozinhe por 4 horas na potência Mínima.

Informação Nutricional:
Calorias 119
Total de gordura 1 g, gordurasaturada 0 g
Carboidratos líquidos 15 g
Proteínas 5 g

Caçarola de Feijões Verdes e Cogumelos

Tempo de cozimento: 4 horas
Tempo de preparo: 10 minutos
Serve: 6porções

Ingredientes:
8 xícaras de feijões verdes, podados
2 xícaras de cogumelos frescos, fatiados
1 xícara de castanha-d'água, drenado e picado
1 xícara de cebolas amarelas, cortadas
2 colheres de sopa de manteiga, cortada
1 ½ xícara de caldo de vegetais
1 colher de sopa de molho de soja
1 colher de chá de flocos de pimenta vermelha amassados
1 colher de sopa de cebolinhas, picadas
1 colher de chá de alho em pó
¼ xícara de salsinha, picada
1 xícara de nata
½ xícara de creme de leite
½ xícara de queijo Parmesão
Amêndoas fatiadas, para decorar caso queira

Modo de preparo:
1. Configure e prepare o forno estufa.
2. No forno estufa combine, feijões verdes, cogumelos, castanha-d'água, cebolas amarelas e manteiga. Agite verticalmente (formando um C) para misturar.
3. Numa vasilha, combine o caldo de vegetais, molho de soja, flocos de pimenta amassados, cebolinhas e alho em pó.
4. Tampe e cozinhe por 4 horas na potência Mínima.
5. Meia hora antes de estar pronto, remova a tampa e jogue a salsinha, nata, creme de leite e Parmesão. Continue a cozinhar até que esteja aquecido.
6. Sirva decorado com almondegas fatiadas.

Informação nutricional:
Calorias 307
Total de gordura 22 g, gordurasaturada 14 g
Carboidratos líquidos 15 g
Proteínas 9 g

Conclusão

Nós sabemos que o uso do forno estufa oferece inúmeros benefícios em termo de opções de pratos e escolhas saudáveis de comida. Em geral, usar um forno estufa economiza tempo e energia, dando mais tempo a você para devotar a todos os outros aspectos da sua vida. Mas algumas vezes, com certas considerações dietéticas, o uso do forno estufa parece inefetivo e até mesmo um empecilho. O propósito deste livro era mostrar a você que quando o assunto é alimentação de baixo carboidrato, o forno estufa é definitivamente o seu amigo no caminho de uma excelente saúde.

Com ingredientes frescos e saudáveis, não há limites para os deleites culinários que você pode criar no seu forno estufa. Esse livro é meramente o ponto de partida para promover a inspiração para realmente abraçar o estilo de vida de baixo carboidrato e tornar cada dia e cada prato o mais estimulante possível para uma boa saúde duradoura e uma boa alimentação.

www.ingramcontent.com/pod-product-compliance
Lightning Source LLC
Chambersburg PA
CBHW072006070526
44583CB00015B/1352